麻醉学问系列丛书

总主审　曾因明　邓小明
总主编　王英伟　王天龙　杨建军　王　锷

麻醉解剖学

主　编　张励才　张　野

Anaethesioanatomy

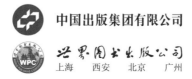

中国出版集团有限公司

世界图书出版公司
上海　西安　北京　广州

图书在版编目(CIP)数据

麻醉解剖学 / 张励才,张野主编. — 上海：上海
世界图书出版公司，2024.1(2024.5重印)
（麻醉学问系列丛书 / 王英伟总主编）
ISBN 978-7-5232-0810-6

Ⅰ.①麻… Ⅱ.①张… ②张… Ⅲ.①麻醉学-人体
解剖学-问题解答 Ⅳ.①R614-44 ②R322-44

中国国家版本馆 CIP 数据核字(2023)第 175092 号

书　　名	麻醉解剖学	
	Mazui Jiepouxue	
主　　编	张励才　张　野	
责任编辑	陈寅莹	
出版发行	上海世界图书出版公司	
地　　址	上海市广中路88号9-10楼	
邮　　编	200083	
网　　址	http://www.wpcsh.com	
经　　销	新华书店	
印　　刷	杭州锦鸿数码印刷有限公司	
开　　本	787mm×1092mm　1/16	
印　　张	14	
字　　数	260千字	
版　　次	2024年1月第1版　2024年5月第2次印刷	
书　　号	ISBN 978-7-5232-0810-6/ R·700	
定　　价	120.00元	

总主编简介

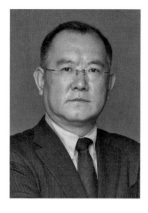

王英伟

　　复旦大学附属华山医院麻醉科主任，教授，博士研究生导师。

　　中华医学会麻醉学分会常委兼秘书长，中国医学装备协会麻醉学分会主任委员，中国神经科学学会理事兼麻醉与脑功能分会副主任委员，中国研究型医院学会麻醉学分会副主任委员，中国药理学会麻醉药理分会常务委员。

　　以通讯作者发表 SCI 论文 60 余篇。作为项目负责人获得国家 863 重点攻关课题、科技部重点专项课题，以及国家自然科学基金 7 项其中包括重点项目。主编《小儿麻醉学进展》《小儿麻醉学》《临床麻醉学病例解析》《神奇的麻醉世界》《麻醉学》精编速览(全国高等教育五年制临床医学专业教材)、《麻醉学》习题集(全国高等教育五年制临床医学专业教材)等专著。

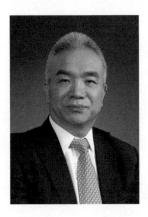

王天龙

　　首都医科大学宣武医院麻醉手术科主任医师，教授，博士研究生导师。

　　中华医学会麻醉学分会候任主任委员，中华医学会麻醉学分会老年人麻醉学组组长，国家老年麻醉联盟主席，中国医师协会毕业后教育麻醉专委会副主任委员，北京医学会麻醉学分会主任委员，中国研究型医院麻醉专业委员会副主任委员，欧洲麻醉与重症学会考试委员会委员。

　　擅长老年麻醉、心血管麻醉和神经外科麻醉，发表 SCI 论文 90 余篇，核心期刊论文 300 余篇。领衔执笔中国老年人麻醉与围术期管理专家共识/指导意见 9 部。主译《姚氏麻醉学》第 8 版,《摩根临床麻醉学》第 6 版中文版；主编国家卫健委专培教材《儿科麻醉学》等。

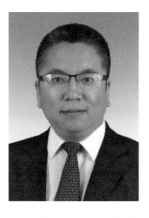

杨建军

郑州大学第一附属医院麻醉与围术期医学部主任，郑州大学神经科学研究院副院长，教授，博士研究生导师。

中国精准医学学会常务理事，中国老年医学学会麻醉学分会副会长，中华医学会麻醉学分会常务委员，中国整形美容协会麻醉与围术期医学分会副会长，中国医疗保健国际交流促进会区域麻醉与疼痛医学分会副主任委员，中国医学装备协会麻醉学分会秘书长，中国中西医结合学会麻醉专业委员会常务委员，中国神经科学学会麻醉与脑功能分会常务委员，中国神经科学学会感觉与运动分会常务委员，教育部高等学校临床医学类专业教学指导委员会麻醉学专业教学指导分委员会委员，河南省医学会麻醉学分会主任委员。

主持国家自然科学基金5项。发表SCI论文280篇，其中30篇IF＞10分。主编《麻醉相关知识导读》《疼痛药物治疗学》，主审《产科输血学》，参编、参译30余部。

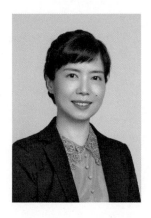

王 锷

一级主任医师,二级教授,博士生导师。

中南大学湘雅医院麻醉手术部主任,湖南省麻醉与围术期医学临床研究中心主任,国家重点研发计划项目首席科学家,中华医学会麻醉学分会常委,中国女医师协会麻醉学专委会副主委,中国睡眠研究会麻醉与镇痛分会副主委,中国心胸血管麻醉学会心血管麻醉分会副主委,中国超声工程协会麻醉专委会副主委,中国医师协会麻醉科医师分会委员,中国医疗器械协会麻醉与围术期医学分会常委,湖南省健康服务业协会麻醉与睡眠健康分会理事长,湖南省麻醉质控中心副主任。《中华麻醉学杂志》《临床麻醉学杂志》常务编委。

分册主编简介

张励才

徐州医科大学二级教授,博士生导师,江苏省教学名师,享受国务院特殊津贴。

曾任徐州医科大学麻醉学国家级教学团队、国家级特色专业首席带头人。作为第一主持人,获国家级教学成果二等奖、江苏省教学成果特等奖和江苏省科学技术一等奖。在国际上首先发现和命名"接触脑脊液神经核"(第13对脑神经核)。新近获得国家自然科学基金原创项目资助。

现任国家规划本科教材《麻醉解剖学》(第1~4版)主编,江苏省优秀研究生教材《麻醉与镇痛的神经生物学基础》主编。

张　野

安徽医科大学第二附属医院副院长,医学博士,教授,一级主任医师,博士生导师,博士后合作导师。

国家卫健委(原国家卫计委)中青年突贡专家、江淮名医,中华医学会麻醉学会委员,中华医学会麻醉学会麻醉生理学组副组长,中国医师协会麻醉学分会常委,中国心胸血管麻醉学会胸科分会常委。中国研究型医院学会麻醉学分会常委,安徽省医师协会麻醉学分会主任委员。安徽省卫计委(现更名安徽省卫健委)领军人才,安徽省学术技术带头人,安徽省卫生厅梯队人才,安徽医科大学优秀拔尖人才。

麻醉学问系列丛书

总主审

曾因明　邓小明

总主编

王英伟　王天龙　杨建军　王　锷

总主编秘书

黄燕若

分册主编

▼

麻醉解剖学	张励才	张　野
麻醉生理学	陈向东	张咏梅
麻醉药理学	王　强	郑吉建
麻醉设备学	朱　涛	李金宝
麻醉评估与技术	李　军	张加强
麻醉监测与判断	于泳浩	刘存明
神经外科麻醉	王英伟	
心胸外科麻醉	王　锷	
骨科麻醉	袁红斌	张良成
小儿麻醉	杜　溢	
老年麻醉	王天龙	
妇产科麻醉	张宗泽	
五官科麻醉	李文献	
普外泌尿麻醉	李　洪	
合并症患者麻醉	王东信	赵　璇
围术期并发症诊疗	戚思华	刘学胜
疼痛诊疗学	冯　艺	嵇富海
危重病医学	刘克玄	余剑波
麻醉治疗学	欧阳文	宋兴荣
麻醉学中外发展史	杨建军	杨立群
麻醉学与中医药	苏　帆	崔苏扬

编写人员

主　编

张励才（徐州医科大学）

张　野（安徽医科大学第二附属医院）

副主编

梅　伟（华中科技大学同济医学院附属同济医院）

王红军（徐州医科大学）

编　委

曹俊平（徐州医科大学）

胡宪文（安徽医科大学第二附属医院）

梅　伟（华中科技大学同济医学院附属同济医院）

于剑锋（潍坊医学院）

王红军（徐州医科大学）

王　胜（中国科学技术大学附属第一医院）

王晓斌（西南医科大学附属医院）

张剑凯（广东医科大学）

张孟元（山东省立医院）

张励才（徐州医科大学）

张　野（安徽医科大学第二附属医院）

参编人员

刘　勇

主编秘书

曹俊平（徐州医科大学）

吴　云（安徽医科大学第二附属医院）

总　序

　　我投身麻醉学专业 60 余年,作为中国麻醉学科从起步、发展到壮大的见证者与奋斗者,欣喜地看到 70 余年来,特别是近 40 年来,我国麻醉学专业持续不断的长足进步。新理论、新观念、新技术、新设备、新药品不断涌现,麻醉学科工作领域不断拓展,人才队伍的学历结构和整体实力不断提升,我国麻醉学事业取得了历史性成就。更令人欣慰的是,我国麻醉学领域内的后辈新秀们正在继承创新,奋斗于二级临床学科的建设,致力于学科的升级与转型,为把我国的麻醉学事业推至新的更高的平台而不懈努力。

　　麻醉学科的可持续发展,人才是关键,教育是根本。时代需要大量优秀的麻醉学专业人才,优秀人才的培养离不开教育,而系列的专业知识载体是教育之本。"智能之士,不学不成,不问不知"。"学"与"问"是知识增长过程中两个相辅相成、反复升华、不可缺一的重要层面。我从事麻醉学教育事业逾半个世纪,对此深有体会。

　　欣悉由王英伟、王天龙、杨建军、王锷教授为总主编,荟集国内近百位著名中青年麻醉学专家为主编、副主编及编委的麻醉学问丛书,历经凝心聚力的撰著终于问世。本丛书将麻醉教学中的"学"与"问"整理成册是别具一格的,且集普及与提高为一体,填补了我国麻醉学专著中的空白。此丛书由 21 部分册组成,涉及麻醉解剖、麻醉生理、麻醉药理和临床麻醉学各专科麻醉,以及麻醉监测、治疗等领域,涵盖了麻醉学相关的基础理论及临床实践技能等丰富内容,以问与答的形式为广大麻醉从业者开阔思路、答疑解惑。这一丛书以临床工作中常见问题为切入点,编撰时讲究文字洗练,简明扼要,便于读者记忆和掌握相关知识点,减少思维冗杂与认知负荷。

　　值此丛书出版之际,我对总主编、主编和编委,以及所有为本丛书问世而辛勤付出的工作人员表示衷心的感谢!感谢你们为了麻醉学事业的发展、为了麻醉学教育的进步、为了麻醉学人才的培养所做出的不懈努力!"少年辛苦终身事,莫向光阴惰寸功",希望有更多出类拔萃、志存高远的后辈们选择麻醉学专业作为自己奋斗终生的事业,勤勉笃行、深耕不辍!而此丛书无疑是麻醉学领域传道授业解惑的经典工具书,若通读博览,必开卷有益!

（丛书总主审：曾因明）

徐州医科大学麻醉学院名誉院长、终身教授

中华医学教育终身成就专家获得者

2022 年 11 月 24 日

前　言

随着健康中国、舒适医疗、无痛医院等新理念的提出,特别是新冠疫情出现以来麻醉学科临床地位日趋提升,需求日趋增加,麻醉与镇痛工作范畴已延伸到医院的各个角落。麻醉解剖学既是现代麻醉学的重要组成部分,也是人体解剖学的新的分支。它随中国特色麻醉学教育应运而生,是麻醉学专业主干课程之一,是麻醉医学生从基础步入临床的必修内容,是临床麻醉医师工作实践不可缺少的参照。

为满足医学工作者对麻醉解剖学的知识需求,我们编写了《麻醉解剖学》分册。参编作者或具有丰富的教学经验,或具有精湛的临床技能,本分册是他们创新与实践的结晶。

本分册共 11 章,涉及问答 1 209 条。各章以局部结构为基础,紧密融入如大血管穿刺标志、神经阻滞定位、气管插管、椎管麻醉等麻醉实践专用的解剖学知识。内容包含了人体局部结构配布的基础知识,还彰显了麻醉与镇痛医疗实践的应用特点,同时也反映了行业领域分子解剖学研究的最新进展。

麻醉解剖学实践要求高,实地观察是最理想的方法。读者也可根据个人需求,自行选定相关内容,辅以临床实践验证、相关图谱、标本、模型、动画、电子软件等手段加以研习、获取知识。

本分册主要为麻醉学专业本科学生用,也可作为麻醉科住院医师培训、职称晋升、研究生考试和临床麻醉与疼痛诊疗医师的参考。

本分册在总编、责任编辑指导下完成。各位编委以高度负责之精神,不辞辛劳认真撰写,又历经交换互审、主编通读和主编秘书形式整理等多个环节,以期科学、准确地提供内容。倘有疏漏错讹,定不可自谅,敬请广大读者及时指正,以免贻误他人。

张励才　张　野

目 录

第一章

绪　　论

1. 现代麻醉学的范畴包括哪些?

随着医学领域的不断拓展,现代麻醉学已从单纯的手术麻醉逐步扩展到急救与复苏、协助围术期的危重病监测与治疗、疼痛的诊断与治疗、药物成瘾、依赖与戒断的防治,以及麻醉医学工程、麻醉护理等不同的领域。

2. 为什么要重视麻醉解剖学的学习?

随着"无痛医院,舒适医疗"理念的提出,麻醉不再局限于与传统的手术科室相关。由于临床麻醉工作领域的不断拓展,与之相应的解剖学知识也在增加,而人体解剖学是整个医学包括麻醉学的基础。

3. 麻醉解剖学的雏形诞生于什么时候?

早在 1963 年,国外参考书仅有 *Anatomy for Anaesthetists*。其内容主要包括呼吸道、肺、胸壁与膈,心及大静脉,椎管及其内容物和周围神经等 4 个部分。至 2013 年,又新增了自主神经系统、疼痛解剖学、临床提示和超声解剖学等内容。

4. 为什么我国要把《麻醉解剖学》编制成教科书?

20 世纪 80 年代初,改革开放极大地促进了我国卫生事业的快速发展,而与之匹配的麻醉从业人员却无法应对所面临的挑战。《麻醉解剖学》是随着我国麻醉学高等教育的建立而诞生的。

5. 我国施行麻醉学本科教育的意义是什么?

20 世纪 80 年代初,我国麻醉从业人员 80% 以上是中专以下学历,其中未经医学训练者占相当大的比例。直接创办麻醉学本科教育,无疑是快速培养人才和提升人才质量的最有效途径。

6.《麻醉解剖学》在麻醉本科生教育中的地位如何？

　　麻醉学专业学生除了学习临床医学生所必修课以外，还需特别学习《麻醉解剖学》《麻醉生理学》《麻醉药理学》《临床麻醉学》《危重病监测与治疗学》《疼痛诊疗学》和《麻醉设备学》等7门主干课程。

7. 为什么说麻醉解剖学是现代麻醉学的重要组成部分？

　　麻醉解剖学是从麻醉学的角度研究人体局部配布规律及临床应用的一门科学。由于它侧重关注与麻醉相关的人体形态学的基本理论、基本知识和基本技能，因而也可以说它是现代麻醉学的重要组成部分。

8. 目前的麻醉解剖学内容包括哪些？

　　麻醉解剖学的内容既包括作为临床医学生必修的局部解剖学知识，同时还包括临床麻醉实践所特需的应用解剖学知识。

9. 怎样对麻醉解剖学进行学习？

　　通过对人体表面标志的摸认、器官体表投影的度量、脏器位置毗邻的观察、血管神经走向的辨识及局部层次结构的剖查，了解、熟悉和掌握人体局部结构的配布规律。

10. 麻醉解剖学的临床应用包括哪些方面？

　　①动、静脉血管穿刺的定位；②周围神经阻滞的定位；③重要腔隙（如胸膜腔、心包腔等）的定位；④气管插管通道的解剖（含小儿气道的特点）；⑤椎管的内容及其穿刺入路；⑥血液循环与灌注的解剖学基础等。

11. 学习麻醉解剖学的目的是什么？

　　熟悉和掌握人体局部结构的配布规律以及临床麻醉实践专用的解剖学知识，为学习后续课程和将来临床实践提供必备的基本理论、基本知识和基本技能。

12. 为什么麻醉解剖学需要对人体进行基本分区？

　　建立人体基本分区的概念，熟悉人体局部层次结构与器官配布的关系，对麻醉与镇痛的科学操作精确定位、准确记述等临床实践是十分必要的,但实际相邻区域之间并无截然界限。

13. 上肢的基本分区包括哪些?

上肢可分为上肢根和自由上肢两部,后者再分为臂、前臂、手三部。

14. 下肢的基本分区包括哪些?

下肢分为臀、股、膝、小腿、踝、足等部。为方便研究,将股、膝小腿、踝合并再分为前、后两区,而足则分为足背与足底。

15. 系统解剖学与麻醉解剖学对人体结构的研究与临床实践在内容上有什么区别?

系统解剖学是以功能系统为单元来认识人体结构的,而临床实践特别是麻醉与镇痛的操作更多的是以局部结构为基础的。

16. 人体局部由哪些基本部件构成?

任何局部不外乎由皮肤、筋膜、肌肉、骨、血管、神经和脏器这些部件组成。

17. 皮肤可以解剖成几层?

皮肤覆于体表,可分两层,浅层为上皮构成的表皮,深层为致密结缔组织构成的真皮。真皮突起无数乳头,嵌入表皮。

18. 人体局部解剖的皮肤厚度是否相同?

人体各处皮肤厚薄不一,厚者可达 3～4mm,薄者不到 2mm。一般而言,肢体屈侧皮肤较薄,伸侧较厚,但手足相反。手掌、足底与项、背部皮肤最厚,眼睑、阴茎、小阴唇皮肤最薄。

19. 手术中对皮肤进行有创的操作该注意什么?

临床上手术切口方向的选择应尽量与局部皮纹方向一致。特别是在面部等体表或特殊功能区,保持切口方向与皮肤纹理的一致,对于术后功能的恢复和美观等是十分重要的。

第一章

20. 什么是浅筋膜?

浅筋膜位于皮肤下面,故又称皮下筋膜或皮下组织,由疏松结缔组织构成,新鲜状态下呈黄色,这是由于富含脂肪的缘故。

21. 不同部位的浅筋膜的厚度是一致的吗?

浅筋膜在不同个体、不同部位厚薄差异很大。儿童肥胖者浅筋膜较厚,脂肪丰富;老年瘦弱者则反之。同一个体不同部位也不一致,腹壁、臀部较厚,眼睑、阴茎则较薄。

22. 浅筋膜中主要有什么结构?

浅筋膜中主要可见浅的动脉、静脉、淋巴管、淋巴结和皮神经分布,它们往往结伴而行。

23. 什么是深筋膜?

深筋膜又名固有筋膜,位于浅筋膜的深面,是致密的纤维组织膜,主要由胶原纤维构成,并含有少量弹性纤维和网状纤维。

24. 深筋膜可形成哪些特定的鞘膜结构?

深筋膜包括各部肌块的浅面和深面,可形成肌鞘;有的深筋膜包裹大血管形成血管鞘;有的深筋膜包裹大血管与神经干形成血管神经鞘;有的深筋膜包裹脏器或腺体形成鞘或囊。在四肢,深筋膜向深部发出膜片,连于骨,分隔肌群,特称肌间隔。肌间隔与骨(骨膜)之间还可以形成骨筋膜鞘。

25. 为什么说深筋膜鞘对施行神经阻滞有重要的临床意义?

在感染时,这些筋膜鞘一方面可以潴留积液(脓),从而阻止感染的扩散,另一方面又可以使感染沿筋膜鞘或筋膜间隙按一定方向蔓延。而利用上述特点,将局部麻醉药物引入鞘内,理论上可以达到最佳的神经阻滞效果。

26. 骨骼肌解剖结构分为哪两个部分?

骨骼肌可分肌质与腱质两个部分。肌质主要由肌细胞构成。腱质在显微镜下由强韧的腱纤维组织构成,主要成分是胶原纤维。

27. 什么是血管神经门?

每块肌肉均有血管、神经分布,它们常相互伴行,并在肌的特定部位进入肌内,该部称为血管神经门,它对带血管蒂的肌移植具有重要意义。

28. 从解剖学的角度可以把内脏分为哪两类?

一类为中空性器官,腔壁为分层结构,如呼吸道、消化道、泌尿生殖道的器官;另一类为实质性器官,大多是分叶性结构,如肝、胰、肾、睾丸等,也有的实质性器官不分叶,如卵巢。

29. 在麻醉有创穿刺的过程中怎样区分动、静脉?

动脉径较伴行静脉小、壁厚、腔圆,并且更有弹性;与动脉相比,静脉管径相对较粗,壁较薄、少弹性,内腔面多有瓣膜,并且吻合丰富。

30. 什么是中枢神经?

中枢神经包括脑和脊髓,分别位于颅腔和椎管之中,并为脑和脊髓的被膜所封裹。它们都是实质性结构,由大量的神经细胞、神经胶质和血管构成。

31. 什么是周围神经?

周围神经连于脑和脊髓,分布于相应器官,一般为白色索条状,有的吻合成为网、丛。它们无弹性、无管腔,在一定部位膨大形成神经节。神经节是由神经节细胞体集聚而成。

32. 学习麻醉解剖学为什么要了解并熟悉一些解剖操作?

解剖操作是医学生必须掌握的基本技术之一,能否正确运用,不仅影响解剖观察与学习效果,同时也对培养学生科学态度和将来从事临床工作良好的习惯具有一定的影响。

33. 学习麻醉解剖学常用的解剖器械有哪些?

解剖常用的基本工具有刀、镊、剪、血管钳等。

34. 尸体解剖用刀的主要作用是什么?

尸体解剖通常使用专门的解剖刀,目前多用手术刀代替。一般以刀刃切开皮肤、切断肌肉和其他软组织,以刀尖修洁血管和神经,以刀柄钝性分离组织。

35. 解剖刀有哪些使用方法?它们具体适用于哪几种情况?

主要有抓持法、执笔法等。①抓持法,亦称为"操琴法",如操提琴弓状,即将刀柄捏于拇指与中、环、小三指之间,示指指腹压在刀背上,刀刃与皮肤垂直,主要用于切开皮肤;②执笔法,如执钢笔状,用拇、示指尖与中指末节的桡侧缘夹持刀柄,运用指骨间关节和掌指关节的小幅度动作,主要用于修洁血管神经。

36. 解剖镊有几种?具体用途是什么?

解剖镊分为有齿镊和无齿镊两种。前者用于夹持皮肤或者比较坚硬的结构,后者主要用于夹持神经、血管和其他软组织。

37. 解剖镊正确的使用方法是什么?

将镊柄夹于拇指与示指、中指指腹之间,用手指力量捏紧。注意解剖镊使用时不可用力旋钮,以免镊齿对合不良。

38. 尸体解剖使用的剪主要有哪几种?具体用途是什么?

常用的有圆头剪和尖头剪2种,前者用于分离组织,后者用于剪断较坚韧的结构,如肌腱、韧带等。

39. 持剪方法是怎样的?该方法还适用于哪些器械?

持剪应将拇指与环指分别套入剪柄环内,示指末节贴于剪的关节处。持剪方法同样也适用于血管钳和持针器等。

40. 血管钳主要分哪几种?主要用途是什么?

血管钳主要分为全齿钳、半齿钳、直钳、弯钳等。血管钳主要用于分离血管神经及软组织,在解剖时也可钳夹肌腱、韧带、皮肤等作牵引固定之用。

41. 尸体解剖除了上述常用工具之外,还需要其他什么工具?

还有可能使用到剪断肋骨的肋骨剪,打开椎管的石膏锯、咬骨钳等。

42. 学习麻醉解剖学需要了解哪些解剖技术要领?

为了观察人体各部的结构情况,通常采用局部、分层剖查法,由浅入深,逐层解剖。一般先结合活体,观察、摸认体表标志,然后切开、剥离皮肤、清除筋膜结缔组织,修去中、小静脉,淋巴管,显露肌肉、动脉、神经和脏器等,必要时还要切断肌肉,卸下脏器,凿开骨块,剖查器官的内部结构。

43. 学习麻醉解剖学需要掌握的解剖法有哪些?

皮肤解剖法、皮下结构解剖法、肌解剖法、血管神经解剖法、脏器解剖法还有麻醉解剖学的特殊解剖方法。

44. 皮肤解剖的操作方法是什么?

先浅划切线,再沿切线切开皮肤;于两条切线相交处牵起皮肤的一角,用刀沿致密的真皮与疏松的皮下组织之间切断皮肤支持带,剖离皮片,掀起皮肤。

45. 皮下结构解剖法的目的是什么? 使用该法时应注意什么?

解剖皮下结构的目的是暴露浅静脉、皮神经等。注意重要的浅静脉与皮神经检出后,应予以保留,其余脂肪、纤维组织与小静脉一律修去,暴露深筋膜。

46. 使用皮下结构解剖法如何暴露浅静脉和皮神经呢?

浅静脉在浅筋膜层中走行,沿其行经处切开纤维组织即可显露。皮神经初在浅筋膜深处潜行,逐渐分支浅出,可由皮神经穿出深筋膜处开始,向神经末梢端追寻。

47. 解剖肌的目的是什么?

解剖肌的目的是观察肌的位置、形态、起止、肌质与腱质的分布、肌纤维的方向及血管神经分布,进而领会其作用。

48. 肌解剖法有哪些注意事项呢?

解剖肌时必须修出肌肉的境界,清除肌表的结缔组织。有的肌的起止点比较深,不必追究。肌的血管、神经多从深面入肌,掀起肌时应予以留意,重要肌的血管神经应予以剖出。应尽量保持肌与其血管、神经的完整性。

49. 血管神经解剖法的目的是什么？

解剖血管、神经的目的是认明血管、神经的开始、经过、分支和分布。

50. 血管神经解剖法的注意事项有哪些？

解剖过程中应清除中、小静脉，淋巴结和结缔组织，以充分显露动脉和神经。剖查时应从粗的一端开始，沿血管、神经经过，直到其进入器官为止。较大的静脉切除时须先在切除段的两端分别作双重结扎，在双扎线间将血管切断去除，以免淤血挤出沾染周围结构。

51. 脏器解剖法的目的是什么？

解剖脏器的目的是观察脏器的位置、形态、结构与血管、神经分布。

52. 脏器解剖法的具体过程是什么？

首先需要原位暴露，观察其所在位置、体表定位、邻接关系、浆膜配布与表面形态，进而剖查其血管、神经，神经及其他固定装置，完整地卸下脏器予以观察复认，或可进一步切开脏器，观察其内脏与腔壁结构或切面的形态。

53. 麻醉解剖学的特殊解剖法有哪些？

麻醉解剖学的特殊解剖法（如解剖大中血管、神经干等），在解剖前可行体表定位的度量，血管的模拟穿刺；神经干模拟阻滞可先向阻滞部位注射染料，然后再行解剖并验证其准确性。

54. 怎样才能学好麻醉解剖学？

学习麻醉解剖学必须坚持理论与实践相结合的原则，即以书本知识为指导，通过解剖操作，培养与提高观察、独立思考、实际动手以及临床应用能力。

55. 学好麻醉解剖学具体要做到哪些呢？

首先思想要高度重视，要不怕脏腻，不怕甲醛刺激，敢于动手，勤于动手；要做到解剖前预习，这是保证剖查效果的必要前提；操作必须要认真；观察要仔细；分工要明确；课后要复习。

56. 如何能做好课后复习呢？

一方面是在已解剖过的尸体上再次观察学习，另一方面是可充分利用电视录像、多媒体光盘、学习指导与习题集、数字化教材、慕课、微课等现代化网络资源进行学习。

57. 尸体解剖的重要性？

尸体解剖是认识人体局部结构最基本、最有效的方法，并能为临床麻醉快速、准确的操作提供相应的解剖基础。

58. 解剖观察过程中有哪些注意事项？

在解剖观察过程中，必须尊重尸体、保护尸体。仅暴露当次解剖的局部，不宜将尸体全部敞开，以免风干变硬。每次解剖完毕应立即包好，并将解剖下的废弃物放到指定的部位，以保持良好的卫生环境。同时，也要遵守实验室的其他规则。

59. 麻醉解剖学主要包括哪些板块？

麻醉解剖学主要包括椎管内麻醉相关解剖、神经阻滞麻醉相关解剖、气管插管相关解剖、心肺复苏相关解剖、体外循环相关解剖、全身大血管穿刺相关解剖、全身麻醉相关解剖、疼痛与手术反射神经相关解剖。

60. 学习麻醉解剖学用到的尸体是怎样保存的？

通常把收集到的尸体经过一系列防腐及固定处理后，集中保存在尸库里。保存的地方通常为尸箱、尸池或者恒定的低温（4℃）冰库。经过体内防腐固定、体表防腐固定、包装及处理从而把尸体妥善保存。

61. 学习麻醉解剖学过程中如何锻炼自身的科研思维能力？

在授课老师提出与麻醉解剖相关的科学问题及争议后，按照关键词查阅相关文献，设计制定实验方案，通过实践操作得出结果并尝试回答问题；课程完成之后，根据实验结果完成实验报告，回答相关科学问题。

（张野）

第二章

头部的解剖与主要
神经阻滞定位

1. 头面部如何进行解剖分界？

　　头部借下颌骨下缘、下颌角、乳突尖端、上项线和枕外隆凸的连线与颈部分界；又以眶上缘、颧弓上缘、外耳门上缘和乳突的连线为界，分为后上方的颅部和前下方的面部。

2. 颅部由哪几部分组成？

　　颅部由颅顶、颅底和颅腔三部分组成。颅顶由颅顶软组织和多块颅盖骨构成，可分为中间的额顶枕区和左、右颞区。颅底有许多重要的孔道，是神经、血管出入颅的部位。颅腔内容物主要有脑膜、脑血管、脑及脑神经，这些结构容纳在颅底凹凸不平的颅前窝、颅中窝和颅后窝内。

3. 颅前窝里有哪些重要结构？

　　颅前窝由额骨眶部、筛骨筛板、蝶骨小翼和蝶骨体前部构成，容纳大脑半球额叶及嗅神经、嗅球和嗅束。颅前窝骨折累及筛板时，常伴有脑膜和鼻腔顶部黏膜撕裂，引起脑脊液鼻漏，可伤及嗅神经导致嗅觉丧失。颅前窝骨折累及额骨眶板时，常伴有脑脊液漏入眶内，脑脊液若混有血液，出现特征性的"熊猫眼征"。

4. 颅中窝里有哪些重要结构？

　　颅中窝呈蝶形，由蝶骨体的上面和侧面、蝶骨大翼的脑面、颞骨岩部前面及颞骨鳞部构成。颅中窝内有大脑半球颞叶、垂体、海绵窦、视交叉、视神经、动眼神经、滑车神经、展神经、眼神经和三叉神经节，还有眼动脉、眼静脉等。

5. 颅后窝里有哪些重要结构？

颅后窝由颞骨岩部后面和枕骨内面组成。其内容纳脑桥、延髓、小脑半球、面神经、前庭蜗神经、舌咽神经、迷走神经、副神经、舌下神经、横窦、乙状窦和窦汇等结构。

6. 额顶枕区颅骨浅面的组织分为哪几层？

额顶枕区前界为眶上缘，后界为枕外隆凸和上项线，两侧借上颞线与颞区分界。此区颅骨浅面有五层组织，由浅及深依次为：皮肤、浅筋膜、帽状腱膜及额枕肌、腱膜下疏松结缔组织和颅骨外膜。其中，浅部的皮肤、浅筋膜和帽状腱膜三层紧密连接，难以分开，合称为"头皮"。

7. 颞区颅骨浅面的组织分为哪几层？

颞区颅骨浅面的组织依次为皮肤、浅筋膜、颞筋膜、颞肌和颅骨外膜。

8. 头部的骨性结构有哪些？

头部骨性结构主要包括脑颅骨和面颅骨，此外还有 3 对听小骨。脑颅骨有：额骨、2 块顶骨、枕骨、蝶骨、筛骨和 2 块颞骨。面颅骨有：鼻骨、泪骨、颧骨、上颌骨、腭骨和下鼻甲各 2 块，犁骨、下颌骨和舌骨各 1 块。

9. 颅顶骨有哪些？

颅顶前为额骨鳞部，后为枕骨鳞部，在额、枕骨之间是左、右顶骨，两侧前方小部分为蝶骨大翼，后方大部分为颞骨鳞部。各骨毗邻缘借致密结缔组织联结，形成牢固的颅骨缝。

10. 头部有哪些重要的解剖标志？

头部重要的解剖标志包括：枕外隆凸、上项线、乳突、颧弓、眶上切迹（或眶上孔）、眶下孔、颏孔等。枕外隆凸是枕骨外面中央向后的骨性隆起。上项线为枕外隆凸向两侧延伸至乳突的骨嵴。乳突为位于耳垂后方的锥形突起。颧弓由颞骨的颧突和颧骨的颞突组成，位于眶下缘和枕外隆凸连线的同一水平面上，全长均可触及。眶上切迹位于眶上缘内、中 1/3 相交处的一骨性凹陷。眶下孔位于眶下缘中点下约 8.7mm，鼻翼与眼外眦连线的中点处的一骨性凹陷。

11. 头皮主要有哪些动脉血供？

头皮的动脉血供主要包括源于颈外动脉的耳后动脉、颞浅动脉和枕动脉，以及源于颈内动脉的眶上动脉和滑车上动脉。行头部神经阻滞时应预防误伤这些动脉。此外，颞浅动脉和枕动脉还可以分别作为定位耳颞神经和枕大神经的辅助标志。

12. 头部神经阻滞主要涉及哪几层组织的神经？

头部神经阻滞主要是阻滞支配皮肤、浅筋膜、帽状腱膜及额枕肌、腱膜下疏松结缔组织颅骨外膜和颅骨的神经。由于脑膜还接受其他神经的支配，无法完全阻滞。

13. 头皮感觉主要由哪些神经管理？

头皮感觉主要由三叉神经和脊神经分支支配，主要包括以下神经：枕大神经、枕小神经、第Ⅲ对枕神经、耳大神经后支、耳颞神经、颧颞神经、眶上神经和滑车上神经。其中枕大神经为 C_2 脊神经后支的内侧支；第Ⅲ对枕神经源于 C_3 后支；枕小神经和耳大神经源于颈浅丛（$C_2 \sim C_4$ 前支）；耳颞神经、颧颞神经、眶上神经和滑车上神经是三叉神经的终末分支。综上所述，头皮感觉主要由 $C_2 \sim C_4$ 脊神经分支和第Ⅴ对颅神经管理。

14. 头皮阻滞涉及的神经主要有哪些？

传统的头皮阻滞是指同时阻滞支配头部皮肤感觉的 7 支神经，包括枕大神经、枕小神经、耳大神经、耳颞神经、颧颞神经、眶上神经和滑车上神经。

15. 头皮阻滞常用于哪些手术？

头皮阻滞可用于成人和儿童的各种头、颈部手术，神经外科手术以及慢性疼痛的诊断和治疗。如头颈清创术、异物取出术、脓肿血肿引流术。对于各种神经外科手术，头皮阻滞可减轻安放头钉、切开头皮、打开颅骨和硬膜时的血流动力学反应，同时也可提供更好的术后早期镇痛。对于清醒开颅术，头皮阻滞和局部浸润更是不可或缺的操作。

16. 枕大神经的支配范围是怎样的？如何定位枕大神经？

枕大神经由 C_2 脊神经后支发出，经寰枢关节后外侧向侧下方走行，绕头下斜肌下缘后向上,走行于头下斜肌与头半棘肌之间,穿过头半棘肌肌腹、斜方肌肌腱后,形成终末分支,支配枕外隆凸至头顶的大部分皮肤感觉。定位枕大神经的方法:①沿上项线触摸枕动脉搏动,枕大神经位于其内侧;②枕外隆凸与乳突尖连线中外 1/3 处。垂直于皮肤进针直至抵达骨面,注射 1～3mL 局部麻醉药,拔出穿刺针后局部加压,以利止血和局部麻醉药扩散浸润枕大神经。

17. 超声下如何定位枕大神经?

高频线阵探头,横向置于枕外隆突处并识别枕外隆突。向尾侧缓慢移动探头,依次识别 C_1 棘突,和呈分叉状的 C_2 棘突。识别 C_2 棘突后,探头向外侧移动,使得探头内侧指向 C_2 棘突,探头外侧指向 C_1 横突,可识别位于两者之间的头下斜肌,以及头下斜肌表面的半棘肌。枕大神经位于两层肌肉之间,呈卵圆形低回声结构。

18. 枕大神经阻滞有哪些用途?

枕大神经阻滞可用于颅后部开颅术、脑室腹腔分流术的术后镇痛,还可用于原发性头痛、颈源性头痛、偏头痛、枕神经痛和紧张性头痛等各种头痛的诊断和治疗。

19. 枕小神经的支配范围是怎样的? 如何定位枕小神经?

枕小神经是颈浅丛分支,源于 C_2、C_3 脊神经的腹侧支,向上走行,同枕大神经一起支配耳郭后上方的头皮感觉。枕大神经支配头后方内侧皮肤感觉,枕小神经支配耳后头后外侧皮肤感觉。枕大神经通常在枕外隆凸外侧 2.5～3cm 处阻滞,此处有枕动脉,是一个可靠的解剖标志。枕小神经通常在枕大神经外侧 2.5cm 处阻滞,或者在耳后方乳突处阻滞。

20. 超声下如何识别枕小神经?

高频线阵探头,横向置于胸锁乳突肌外侧缘、乳突尾侧,识别胸锁乳突肌,以及其深面的肩胛提肌和后斜角肌。缓慢向头、尾两侧移动探头,识别一卵圆形低回声结构,自胸锁乳突肌深面行至枕部外侧皮下,此即为枕小神经。

21. 同时阻滞枕大、枕小和第三枕神经如何简单地定位?

这三支神经俗称枕神经。在枕外隆凸与乳突尖连线中点处,沿上项线进行局部麻醉浸润,约 5mL 局部麻醉药可同时阻滞枕大、枕小和第Ⅲ对枕神经。

22. 耳颞神经的支配范围是怎样的？如何定位耳颞神经？

耳颞神经是三叉神经第 3 支下颌神经的分支。以两根起于下颌神经后干，从内、外夹持脑膜中动脉，然后合成一干，沿翼外肌深面，绕下颌骨髁突的内侧至其后方转向上行，并与颞浅动脉伴行。穿入腮腺鞘，于腮腺上缘处浅出，分布于外耳道、耳郭及颞区的皮肤。在耳屏水平，耳颞神经位于耳前方约 1.5cm 处，其外侧为颞浅动脉。有两种方法定位耳颞神经：①耳屏前方 1～1.5cm；②在耳屏前方触诊颞浅动脉，耳颞神经位于其内侧。

23. 颧颞神经的支配范围是怎样的？如何定位颧颞神经？

颧颞神经是上颌神经的一个小分支，经过颞窝，在颧弓上缘约 2.5cm 处穿颞肌筋膜发出终末分支，支配颞部皮肤。颧颞神经穿颞肌筋膜的体表投影大致位于耳颞神经与眶上神经的中点处，因此可在此处定位颧颞神经。此外，也可在颧弓水平自眶外侧缘浸润至颧弓后缘来阻滞颧颞神经。

24. 眶上神经的支配范围是怎样的？如何定位眶上神经？

眶上神经经眶上孔（或眶上切迹）后分为深、浅两支，支配上睑、前额外侧皮肤，以及上睑结膜和额窦黏膜。在眉弓上缘触摸眶上孔（或眶上切迹），即可定位眶上神经。于眶上切迹内侧 1cm 处垂直皮肤进针，将局部麻醉药注射于骨膜表面。

25. 超声下如何定位眶上神经？

高频线阵探头，横向置于眼眶上，可见高亮后伴声影的骨性回声，向头、尾两侧缓缓移动探头，寻找回声中断处，即为眶上孔，为眶上神经出眶处。采用平面内或平面外技术实施眶上神经阻滞。

26. 滑车上神经的支配范围是怎样的？如何定位滑车上神经？

滑车上神经经眼眶上内侧角出眶，在前额向上走行，与眶上神经几乎平行，位于眶上神经内侧一横指，支配上睑，前额内侧皮肤，上睑结膜和鼻根部。可以眼眶内上角为解剖标志定位滑车上神经，亦可在行眶上神经阻滞时，使局部麻醉药向内侧扩散，即可阻滞滑车上神经。

27. 超声下如何识别滑车上神经？

高频线阵探头，横向置于眼眶上，可见高亮后伴声影的骨性回声，向头、尾两侧缓缓移动探头，寻找回声中断处，为眶上孔，滑车上神经位于眶上孔与鼻根之间。采用平面内入路自眉内侧进针，在眶上切迹内侧鼻根外侧的眉弓骨皮质上方注入局部麻醉药，即可阻滞滑车上神经。

28. 眶上神经和滑车上神经阻滞（额神经阻滞）可用于哪些手术？

额神经阻滞适用于额部和上睑手术，如清创术，额部开颅术，Ommaya 囊植入术，以及一些整形手术，包括额部色素痣切除、皮样囊肿切除等。

29. 耳大神经的支配范围是怎样的？ 如何定位耳大神经？

耳大神经是颈浅丛神经的最大分支，源于 C_2 和 C_3 脊神经。先行走于胸锁乳突肌深面，约在环状软骨水平、穿颈浅筋膜，到达胸锁乳突肌外侧，然后向上方走行并分为前后两支。其中后支行至在耳屏水平时，位于耳后方约 1.5cm 处。耳大神经支配乳突、外耳和腮腺表面的皮肤。可通过颈浅丛神经阻滞来阻滞耳大神经，也可在环状软骨水平胸锁乳突肌外侧缘皮下浸润来阻滞耳大神经，还可在耳屏水平耳后方 1.5mL 处皮下浸润来阻滞耳大神经后支。

30. 超声下如何定位耳大神经？

高频线阵探头，置于颈部侧方环状软骨水平，识别皮肤、皮下及胸锁乳突肌，耳大神经位于胸锁乳突肌深面，呈卵圆形低回声结构，缓慢向上移动探头可见其移行至胸锁乳突肌表面，可在此处行选择性耳大神经阻滞。

31. 头部神经外科手术有哪些常用手术入路？

头部神经外科手术常用手术入路包括：翼点入路、经颞/颞下入路、经额入路、顶部入路、双额入路、乙状窦后入路、枕下入路和经鼻蝶入路等。

32. 什么是翼点？

翼点为蝶骨大翼、顶骨、额骨及颞骨鳞部相接处，呈"H"形，其中心位于颧弓中点上方 4cm 及额骨颧突后方 3cm 处。翼点是颅骨的薄弱部分，内面有脑膜中动脉前支通过。此处受暴力打击时，易发生骨折，常伴有上述动脉的撕裂出血，形成硬膜外血肿，甚至出现脑疝。

33. 翼点入路开颅术的皮肤切口是怎样的？涉及哪些神经支配？

典型的翼点入路皮肤切口起于耳屏前方约 1cm 处的颧弓上缘，与颧弓垂直向上 5cm 达颞线附近，然后弧形向前内止于发迹内中线处。根据不同的病变部位可向顶部、颞部或中线对侧等不同方向做扩大变化。此切口涉及双侧眶上神经和滑车上神经，以及术侧耳颞神经和颧颞神经。

34. 翼点入路开颅术常用于哪些部位的手术？

翼点入路及在此基础上的扩大翼点入路开颅术扩大翼点入路可用于显露 Willis 环及视神经周围的鞍旁病变、前颅底肿瘤（包括眼眶病变），以及脚间窝和侧裂内的病变。

35. 经颞/颞下入路开颅术的皮肤切口是怎样的？涉及哪些神经支配？

经颞/颞下入路开颅术的皮肤切口位于颞部，切口可为马蹄形、弧形或直切口。涉及术侧耳颞神经、颧颞神经、耳大神经、枕大神经和枕小神经。

36. 经颞/颞下入路开颅术常用于哪些部位的手术？

经颞开颅术适用于切除颞叶中后部脑实质内的肿瘤和凸面的肿瘤。同时，这一入路通过经脑沟入路可提供达到海马内病灶的通道、通过经皮质-经脑室-经脉络膜入路可达到基底池。颞下入路灵活多变，可暴露中颅窝底、基底池前方和斜坡的多种硬膜下和硬膜外肿瘤性病变。通过这一入路可以暴露诸如中颅窝脑膜瘤、小型听神经瘤、三叉神经鞘瘤、低位的基底动脉顶端/基底动脉上方动脉瘤及上岩斜脑膜瘤。

37. 经额入路开颅术的皮肤切口是怎样的？涉及哪些神经支配？

经额入路开颅术的皮肤切口位于额部，始于冠状缝，弧形向前沿至中线，止于发际线。切口涉及双侧眶上神经、滑车上神经，术侧颧颞神经和耳颞神经。

38. 经额入路开颅术常用于哪些部位的手术？

经额入路开颅术常用于第三脑室、鞍区肿瘤、颅咽管瘤、蝶骨嵴脑膜瘤、额叶肿瘤和脑脊液鼻瘘修补术等手术。

39. 顶部入路开颅术的皮肤切口是怎样的？涉及哪些神经支配？

顶部入路开颅术的皮肤切口位于顶骨部位，可为横跨左右的直切口，或者马蹄形切口，涉及双侧枕大神经、枕小神经、眶上和滑车上神经。

40. 顶部入路开颅术常用于哪些部位的手术？

顶部开颅术主要用于需显露大脑半球中后部的手术，同时尽可能地保护前方的运动皮层和后方的视觉皮层等重要功能区，同时适用于包括顶叶区域的脑实质内或脑外病变，包括转移瘤、胶质瘤及脑膜瘤等肿瘤性病灶，以及动静脉畸形和海绵状血管瘤等脑血管病。顶部经纵裂入路则适用于位于大脑镰、顶叶内侧以及胼胝体压部的病变。

41. 双额入路开颅术的皮肤切口是怎样的？涉及哪些神经支配？

双额入路的皮肤切口起自一侧耳屏前方的发迹前缘（耳屏前 1cm），至另侧耳屏前方的对应点，双侧对称，中间弧形向前，涉及双侧眶上神经、滑车上神经、颧颞神经和耳颞神经。

42. 双额入路开颅术常用于哪些部位的手术？

双额入路开颅术用于侵犯前颅底的体积较大的肿瘤，双侧前颅底肿瘤、嗅沟脑膜瘤、鞍区肿瘤等。

43. 乙状窦后入路开颅术的皮肤切口是怎样的？涉及哪些神经支配？

乙状窦后入路开颅术的皮肤切口是从耳郭后上 2cm 开始到乳突尖做一个耳后的"C"形切口，涉及术侧耳大神经、耳颞神经、枕小神经。

44. 乙状窦后入路常用于哪些部位的手术？

乙状窦后入路通常用于脑桥小脑三角的病变。扩大的乙状窦后入路还用于向岩斜区连接部生长的病变，或者与小脑桥和小脑延髓池紧密粘连的病变（小脑外侧面和岩骨之间）。

45. 枕下开颅术的皮肤切口是怎样的？涉及哪些神经支配？

枕下入路正中直切口起自枕外隆凸上 2cm，下至 C_4 棘突水平，涉及双侧枕大、枕小神经，和 $C_2 \sim C_4$ 脊神经背侧支。

46. 枕下入路开颅术常用于哪些部位的手术?

枕下中线入路可以较好地暴露大部分小脑蚓、脑桥后下部和髓帆、枕骨大孔、小脑中线以及松果体区。适用于 Chiari 畸形、后颅窝肿瘤、血管性疾病、累及小脑上脚的松果体区肿瘤等。

47. 经鼻蝶入路手术的切口涉及哪些神经支配?

经鼻蝶入路的切口位于鼻中隔后部的黏膜,分离黏膜咬除筛骨垂直板后进入蝶窦。切口涉及鼻睫神经、眶下神经以及上颌神经的鼻和鼻腭分支。

48. 经鼻蝶入路适用于哪些手术?

显微镜下经鼻蝶入路是到达颈内动脉间和视交叉下区域的鞍旁及鞍上病变的理想入路。一般病变如垂体腺瘤、拉克囊肿、部分鞍旁脑膜瘤、颅咽管瘤和斜坡脊索瘤都可采用经鼻蝶入路治疗。

49. 不同入路开颅术行头皮阻滞时,需阻滞哪些神经?

开颅手术,虽然其皮肤切口常涉及神经不多,但由于皮瓣、骨瓣分离,安放头钉等,常涉及更多的头皮神经,故应根据具体情况行相应的头皮神经阻滞。常规的双侧头皮阻滞,包括枕大/枕小神经、耳大神经、耳颞神经、颧颞神经、眶上神经和滑车上神经,有较好的镇痛效果。

50. 面浅部的感觉和运动由什么神经支配?

面浅部的感觉神经来自三叉神经,支配面肌活动的是面神经的分支。

51. 眶下神经的支配范围是怎样的? 如何定位眶下神经?

眶下神经是上颌神经的终末支,经圆孔出颅进入翼颚窝,最终出眶下孔,与眶下动静脉伴行,最终分为上唇支、鼻内支、鼻外支和下眼睑神经四个分支,支配同侧下睑、鼻背、鼻翼、脸颊前部和上唇皮肤,以及同侧鼻前庭。可触摸眶下孔作为定位眶下神经的体表标志。在眶下孔下方约 1cm 处朝上方的眶下孔进针,进针方向稍偏向外侧,避免进入眼眶。

52. 超声如何定位眶下神经?

高频线阵探头,横向置于鼻旁颊部,向头侧缓慢移动探头,识别裂缝状的眶下孔,采用平面外技术行眶下神经阻滞。

53. 眶下神经阻滞可用于哪些手术?

眶下神经阻滞常用于新生儿、婴儿和儿童的唇裂修复术,来提供术后早期镇痛。此外还可用于下睑、上唇、脸颊中部和内窥镜鼻窦手术,鼻整形手术,鼻中隔手术和经蝶骨垂体切除术。

54. 颏神经的支配范围是怎样的? 如何定位颏神经?

颏神经是下颌神经最大分支下牙槽神经的终末分支,自颏孔浅出称颏神经,进一步分为三支,一个降支,支配于颏部皮肤,两个升支支配下唇黏膜和前齿。经瞳孔中心垂直线,与下颌骨上下缘中位线的交点为穿刺点,进针方向应向前内下,稍偏后,与该处皮肤表面的角度约 45°。

55. 超声下如何定位颏神经?

高频线阵探头,横向或纵向置于下颌骨上,可见高亮后伴声影的骨性回声,两侧缓缓移动探头,寻找回声中断处,为颏孔,即可定位颏神经。可采用平面内或平面外入路行颏神经阻滞。

56. 颏神经阻滞常用于哪些手术?

颏神经阻滞可用于下唇、颏部的血管瘤和清创术,以及切牙和尖牙的手术。

57. 三叉神经解剖及其支配范围是怎样的?

三叉神经是混合神经,含有两种纤维成分。一种是止于三叉神经感觉核群的躯体感觉纤维,一种是发自三叉神经运动核的躯体运动纤维,分别形成粗大的感觉根和细小的运动根。感觉根由三叉神经节细胞的中枢突形成。三叉神经节细胞的周围突则分为眼神经、上颌神经和下颌神经三大分支,支配顶、额、耳、颊、面部感觉。运动根伴行于下颌神经,支配咀嚼肌,还管理咀嚼肌的本体觉。

58. 眼神经的支配范围是怎样的?

眼神经是三叉神经的第一个分支,为纯感觉神经。起自三叉神经节,穿海绵窦外侧壁前行,至眶上裂附近分为泪腺神经、额神经和鼻睫神经,经眶上裂入眶。其中额神经分成滑车上神经和眶上神经,且分别经眶内角和眶上切迹(孔)穿出,分布于鼻背及眼裂以上额顶部皮肤。泪腺神经和鼻睫神经管理泪腺、眼角膜、睫状体、结膜和部分鼻腔黏膜的感觉。

59. 上颌神经的支配范围是怎样的？

上颌神经为纯感觉神经，穿圆孔出颅入翼腭窝，再经眶下裂入眶，其主要分支有支配脑膜的分支，支配眼眶的分支，鼻腭神经、腭大神经、腭小神经、颧神经、上牙槽后神经和眶下神经等分支。管理下眼睑、颞部和颊部皮肤、上唇、鼻侧部、鼻中隔、上牙、上颌窦、硬腭和软腭的黏膜感觉。

60. 如何定位上颌神经？

患者取仰卧位，进针点位于颧弓上缘与眼眶后缘形成的夹角处，垂直皮肤进针，进针约 1～1.5cm 可碰到蝶骨大翼。然后退针，将进针方向调整偏向尾侧和后方，进针 3.5～4.5cm 可达翼腭窝。回抽无血后注入缓慢注入少于 5mL 的局部麻醉药，可阻滞上颌神经。

61. 超声下如何定位上颌神经？

患者张口，选择低频凸阵探头，平行于颧弓置于颧弓下方，头、尾侧缓慢移动探头识别颞肌，外下方的下颌粗隆，深面的翼外肌、翼外板。翼外板深面即为翼腭窝，其内有上颌神经。采用平面外或平面内技术，将穿刺针经下颌粗隆与翼外板间的间隙穿入翼腭窝内，注入局部麻醉药，可阻滞上颌神经。

62. 上颌神经阻滞适用于哪些手术？

上颌神经阻滞术适用于上颌骨、上颌窦、筛窦、翼腭窝和颞下窝的手术。在儿童，双侧上颌神经阻滞还可用于先天性腭裂手术的术后镇痛。此外还可用于三叉神经痛的诊断和治疗。

63. 下颌神经的支配范围是怎样的？

下颌神经为混合性神经，经卵圆孔出颅后行至颞下窝，分前后两干。前干分为颊神经和肌支（咀嚼肌神经等）。后干分为耳颞神经、舌神经、下牙槽神经，也有肌支。下颌神经管理下颌骨、下颌牙及牙龈、颊和舌部软组织、舌前 2/3、口底、外耳道、耳前皮肤、下颌骨皮肤和颞部和口裂以下皮肤的感觉。此外，还支配颞肌、咬肌、翼内、外肌、下颌舌骨肌、鼓膜张肌和腭帆张肌等的运动。

64. 下颌神经阻滞如何定位？

下颌神经阻滞应结合神经刺激仪进行。穿刺点选择在以颧弓为上界、下颌骨切迹为前界、耳屏下方的区域内。为避免误穿动脉，穿刺点应在颧弓与下颌骨切迹中心之间尽可能高的位置。垂直于皮肤朝向翼外侧板进针 2～4cm 后，调整方向，向后、下继续进针，0.5mA 电流引出下颌骨上提，注入不超过 5mL 的局部麻醉药即可阻滞下颌神经。

65. 超声下如何定位下颌神经？

患者张口，选择低频凸阵探头，平行于颧弓置于颧弓下方，头、尾侧缓慢移动探头识别颞肌，外下方的下颌粗隆，深面的翼外肌、翼外板。在翼外板内侧与下颌骨髁突间有下颌神经通过。采用平面外技术，经穿刺针穿至翼外板内侧注药，可阻滞下颌神经。

66. 下颌神经阻滞主要用于哪些手术？

下颌神经阻滞可用于下唇、下颌皮肤或骨骼（包括下颌牙）、舌前 2/3 的手术。还可用于三叉神经痛的治疗。

67. 颊神经的支配范围是怎样的？如何定位颊神经？

颊神经系下颌神经分支，经翼外肌两头之间穿出，沿下颌支前缘的内侧下行至咬肌前缘，穿颊肌分布于颊黏膜、颊侧牙龈，另有分支穿颊脂体分布于颊区和口角的皮肤。在上颌第 3 磨牙后方的磨牙后窝表面黏膜进针，刺中时可有颊部电击样感觉，稍退针后注药。

68. 舌神经的支配范围是怎样的？如何定位舌神经？

舌神经为下颌神经分支，经翼外肌深面下行，途中接受鼓索的味觉纤维和副交感神经纤维，继续行向前下，经下颌支与翼内肌之间，弓形越过下颌下腺上方，再沿舌骨舌肌的浅面行至口底，分布于下颌舌侧牙龈、下颌下腺、舌下腺、舌前 2/3 及口底的黏膜。舌神经位于下牙槽神经的前方。在下颌最后磨牙的稍后方，仅被口腔黏膜所覆盖。可用左手示指深入口内，在下颌骨内侧面触及、压迫并固定该神经与下颌骨面，邻近刺入 10mm，即可阻滞该神经。

69. 下牙槽神经的支配范围是怎样的？如何定位下牙槽神经？

下牙槽神经为下颌神经分支，在舌神经后方，沿翼内肌外侧面下行，经下颌孔入下颌管,分支分布于下颌骨、下颌诸牙和牙龈。终支自颏孔浅出称颏神经,分布于颏部和下唇的皮肤和黏膜。下牙槽神经的运动纤维组成下颌舌骨肌神经,支配下颌舌骨肌和二腹肌前腹。在下颌第三磨牙后,用左示指先触及下颌支前缘,再向后约 15mm,此处应在下颌孔前方,经上、下磨牙咬合面平行处,沿黏膜和下颌支内面之间缓缓进针 25~35mm,下颌磨牙和舌前部出现异感,注射局部麻醉药即可。

70. 舌咽神经的支配范围是怎样的? 如何定位舌咽神经?

舌咽神经自橄榄后沟上部出延髓,与迷走神经和副神经同经颈静脉孔出颅,后先在颈内动、静脉间下降,然后呈弓形向前,经舌骨舌肌内侧达舌根,分布于咽部黏膜,舌后 1/3(一般感觉和味觉),颈动脉窦和小球,支配腮腺的分泌、咽肌收缩等。可从外耳道外口下方,乳突前缘稍前方垂直进针,刺入 1.25~2.50cm,深度即可达茎突部位,过茎突后方继续进针 1.25~2.50cm,针尖可达颈静脉孔下方,注入局部麻醉药,即可达到阻滞舌咽神经的目的。

71. 头部神经阻滞有哪些并发症?

局部麻醉药注入蛛网膜下隙或者硬膜外腔导致高位脊麻或者脑干麻醉;抽搐,即使极少量(0.5mL 或更少)局部麻醉药注入动脉也可出现,因为注入头面部动脉的局部麻醉药可直接进入脑内;血肿形成;呼吸困难,原因可以是膈神经或喉返神经阻滞,或者是阻滞了气道感觉或者运动神经。

72. 鼻的感觉由哪些神经支配?

鼻和鼻腔的神经支配较为复杂,主要由三叉神经的眼神经分支和上颌神经分支支配,包括鼻睫神经、滑车上神经、眶下神经等。

● 鼻睫神经在眼眶内发出以下分支:筛后神经,睫状长神经,睫状神经节交通支,筛前神经和滑车下神经。

● 滑车上神经支配鼻根部皮肤。

● 上颌神经的鼻支和鼻腭支支配鼻中隔和鼻腔后部。

● 眶下神经支配鼻翼和鼻中隔移动部分。

73. 鼻手术如何实施神经阻滞定位?

鼻手术需要阻滞鼻睫神经、眶下神经、筛前神经的鼻外分支和翼腭神经节。

鼻睫神经阻滞常在分出筛前神经鼻支和滑车下神经之前的部位实施,即于内眦上方 1cm 处进针,针朝向后内侧至眶顶的骨质,深度约 1.5cm 时,针尖大致位于筛前孔附近,注入 2mL 局部麻醉药即可。

在眶上内侧缘处沿着内侧壁浸润可以阻滞滑车下神经。

在鼻骨与鼻软骨相接处浸润可阻滞筛前神经的鼻外侧支。

眶下神经阻滞在眶下孔处实施。

翼腭神经节可经鼻腔局部麻醉浸润实施。

74. 鼻阻滞主要用于哪些手术?

鼻手术通常需要实施双侧神经阻滞,主要适应证包括鼻整形术,鼻息肉切除,鼻骨骨折复位术,鼻外伤清创术。

75. 外耳的感觉由哪些神经支配?

耳郭的感觉主要由三叉神经和颈浅丛神经支配,包括耳颞神经、枕小神经、耳大神经和迷走神经的耳支。耳郭前部上 2/3 由耳颞神经支配(三叉神经下颌神经分支)。耳颞神经穿过腮腺,上行至外耳道前方,与颞浅动、静脉相伴行,并继续向上、向浅面行至颧弓。耳郭后面和耳郭前部下 1/3 由耳大神经和枕小神经(此两者为颈浅丛分支)支配。迷走神经耳支支配耳甲、外耳道后壁和鼓膜下部。

76. 如何实施耳部神经的阻滞定位?

耳阻滞需阻滞耳颞神经、耳大神经、枕小神经和迷走神经耳分支。耳颞神经在耳屏水平耳前方约 1.5cm 处(可扪及颞浅动脉搏动)垂直于皮肤进针浸润。耳大和枕小神经可在耳后乳突处浸润阻滞,进针点位于耳垂后,沿着耳郭后沟浸润,也可以通过同侧颈浅丛阻滞来达到阻滞目的。行迷走神经的耳分支阻滞时,将耳屏外翻,穿刺针刺入耳屏,注入 0.2mL 局部麻醉药即可达到阻滞效果。

77. 耳阻滞常用于哪些手术?

耳阻滞常用于一些术后疼痛较重的耳部手术,包括耳脓肿或血肿切开引流术,耳外伤清创缝合术,以及一些切口位于耳后的手术,如乳突手术、人工耳蜗植入术、耳成形术和蝙蝠耳矫正术。

(刘勇　梅伟)

颈部的解剖与主要血管穿刺、神经阻滞定位

1. 颈部基本结构是怎样的?

颈部介于头部、胸部和上肢之间,以脊柱颈部为支架,前方正中有喉与气管颈段、咽与食管颈段、甲状腺及甲状旁腺等重要器官。两侧为纵行排列的大血管和神经等,胸膜顶和肺尖亦突入颈根部,在颈根部还有连接颈和上肢的大血管及神经。颈部的筋膜和疏松结缔组织特别发达,包绕颈部诸器官并形成筋膜鞘和筋膜间隙。

2. 颈部有何运动特点?

颈部运动灵活,移动时其长度与器官的位置都有所改变。头后仰时,颈前部变长,颈段气管与皮肤接近,当头向一侧转动时,喉、气管均向旋转侧移动,食管则移向对侧。

3. 颈部的境界如何构成?

颈部上界为下颌骨下缘、下颌角、乳突尖、上项线和枕外隆凸的连线;下界为胸骨的颈静脉切迹、胸锁关节、锁骨上缘、肩峰至 C_7 棘突的连线。

4. 颈部可以划分为哪些局部?

颈部以两侧斜方肌前缘之间和脊柱颈部为界,分为前、后两部分。斜方肌前缘以前的部分称为固有颈部,即通常所指的颈部。斜方肌前缘以后的部分称为颈后部或称项部。

固有颈部分为颈前区、胸锁乳突肌区和颈外侧区。颈前区分为舌骨上区和舌骨下区,前者分为颏下三角和下颌下三角,后者分为上方的颈动脉三角和下方的肌

三角。颈外侧区又称颈后三角,分为枕三角(肩胛舌骨肌斜方肌三角)和锁骨上三角。

5. 颈部有哪些重要的体表标志?

甲状软骨、环状软骨、胸锁乳突肌、颈动脉结节、舌骨、气管、锁骨上大窝、胸骨上窝。

6. 甲状软骨为何是颈部体表定位的重要标志?

甲状软骨位于舌骨下方,其上缘对应 C_4 水平,此平面也是颈总动脉分叉处。甲状软骨前角上缘两板间的凹陷,为甲状软骨切迹,是颈部体表定位的重要标志。前正中线上的突起称为喉结,成年男性尤为明显,女性及小儿不明显。

7. 环状软骨为何是颈部体表定位的重要标志?

环状软骨位于甲状软骨的下方,环状软骨弓平对第 6 颈椎水平,是喉与气管、咽与食管的分界标志,又是计数气管环的标志。

8. 胸锁乳突肌为何是颈部体表定位的重要标志?

胸锁乳突肌斜列于颈部两侧,是颈部分区的重要肌性标志。该肌起端两头之间有一凹陷,称为锁骨上小窝,位于胸锁关节的上方,其深面左侧有颈总动脉,右侧为头臂干分叉处。该肌是颈丛神经、臂丛神经阻滞以及颈内静脉和锁骨下静脉穿刺的常用体表定位标志。

9. 哪个部位是常用的颈总动脉压迫止血点?

颈动脉结节即 C_6 横突前结节,位于环状软骨的两侧,相当于胸锁乳突肌前缘中点的深处,在此处的前方有颈总动脉行经,将颈总动脉向后压于此结节,可暂时阻断颈总动脉的血流。

10. 舌骨有何定位标志意义?

舌骨位于颏隆凸下后方和喉的上方,其后方适对 C_3、C_4 椎间盘平面,舌骨体的两侧可扪到舌骨大角,是手术中寻找和结扎舌动脉的标志。舌骨还连接茎突舌骨韧带,以及舌骨上、下肌群。

11. 颈部触诊气管的部位是哪里？

气管颈段在环状软骨下缘与胸骨上窝之间，沿颈前正中线可触及气管颈部。胸骨上窝位于胸骨颈静脉切迹上方的凹陷处，是触诊气管的部位。

12. 锁骨上大窝有何定位意义？

锁骨上大窝又称肩胛舌骨肌锁骨三角，位于锁骨中 1/3 的上方，窝底可扪到锁骨下动脉的搏动，窝的上外侧有臂丛通过，是锁骨上臂丛阻滞的注射部位。

13. 颈部皮神经浸润麻醉的"神经点"在什么部位？

神经点为颈丛皮支浅出颈筋膜的集中点，约在胸锁乳突肌后缘中点处，是颈部皮神经浸润麻醉的阻滞点。

14. 臂丛在锁骨上大窝的体表投影如何界定？

臂丛由胸锁乳突肌后缘中、下 1/3 交点至锁骨中、外 1/3 交点稍内侧的连线，相当于臂丛中、上干的投影。

15. 颈总动脉的体表投影如何界定？

颈总动脉及颈外动脉相当于下颌角与乳突尖端连线的中点，右侧至胸锁关节、左侧至锁骨上小窝之间的连线，此连线以甲状软骨上缘为分界标志，其上为颈外动脉的投影，其下为颈总动脉的投影。

16. 锁骨下动脉的体表投影如何界定？

锁骨下动脉相当于自胸锁关节向外上至锁骨上缘中点的弧线，线的最高点距锁骨上缘约 1cm。

17. 颈外静脉的体表投影如何界定？

颈外静脉位于下颌角至锁骨中点的连线上，是小儿静脉穿刺和临床观察静脉充盈程度及静脉压高低的常用部位。

18. 副神经的体表投影如何界定？

副神经自乳突尖与下颌角连线中点，经胸锁乳突肌后缘上、中 1/3 交点，至斜方肌前缘中、下 1/3 交点的连线。

19. 胸膜顶及肺尖的体表投影如何界定?

胸膜顶及肺尖位于锁骨内 1/3 的上方,其最高点距锁骨上方 2～3cm,在颈根部施行臂丛阻滞麻醉时,不应在锁骨内侧 1/3 上方进针,以避免发生气胸。

20. 颈部皮纹走向如何决定皮肤切口的方向?

颈前外侧部的皮肤较薄,其活动性较大,且有横行皮纹,故颈部手术时多选择横行切口,以保持美观并有利于皮肤愈合。颈后部的皮肤较厚,其活动性较小。

21. 颈部浅筋膜中有哪些结构?

浅筋膜即皮下组织,主要为脂肪组织。浅筋膜内有颈丛皮支、面神经颈支、浅静脉和浅淋巴结。在颈前外侧部脂肪层的深面有颈阔肌 platysma,该肌为一皮肌,薄而宽阔,起自胸大肌和三角肌筋膜,越过锁骨,覆盖颈前外侧部,其前部纤维止于下颌骨下缘,并有部分纤维交叉;后部纤维移行于腮腺咬肌筋膜、降下唇肌和笑肌。因此颈部手术切断该肌时,必须对位缝合,以免形成较大的瘢痕。

22. 颈丛皮支、面神经颈支各有何功能?

颈丛皮支管理颈前外侧部及附近部位皮肤的一般感觉,面神经颈支分布到颈阔肌。

23. 颈深筋膜如何分布?

颈深筋膜位于浅筋膜和颈阔肌的深面,分层围绕颈、项部诸肌及其器官结构,并在血管、神经周围形成筋膜鞘和筋膜间隙。

24. 颈深筋膜的浅层(也称封套筋膜)主要包绕哪些结构?

颈深筋膜浅层又称封套筋膜。此层包绕整个颈部,呈圆桶状,该筋膜上方附着于枕外隆凸、上项线、乳突、颧弓和下颌骨下缘;下方除与背部深筋膜续连外,还附着于肩峰、锁骨及胸骨柄;其前方与对侧愈合参与构成颈白线;在后方附于项韧带及 C_7 棘突。封套筋膜至斜方肌和胸锁乳突肌的后缘,分为两层包绕该两肌,并形成两肌的鞘。此层筋膜在腮腺区和下颌下三角也分为两层,分别包绕腮腺和下颌下腺,并形成该两腺的筋膜鞘。

25. 颈深筋膜的浅层(也称封套筋膜)是否包绕舌骨下肌群? 是否形成胸骨上间隙?

颈深筋膜浅层在舌骨下方分浅、深两层,包绕舌骨下肌群,形成该肌群的筋膜鞘。在胸骨柄的上方,此层筋膜分为两层形成胸骨上间隙。

26. 颈深筋膜中层(内脏筋膜)包绕哪些内脏器官和腺体?

颈深筋膜中层或称内脏筋膜。居舌骨下肌群的深面,包绕喉与气管颈部、咽与食管颈部等器官,在甲状腺侧叶的后外方分层包绕甲状腺,形成甲状腺鞘,又称甲状腺假被膜。覆盖于气管前面的筋膜又称气管前筋膜,覆盖于颊肌和咽缩肌的筋膜称为颊咽筋膜。颈深筋膜中层在外侧还形成颈动脉鞘,包绕颈总动脉、颈内动脉、颈内静脉和位于动、静脉后方的迷走神经。该鞘上起颅底,下达纵隔。

27. 何谓颈动脉鞘?

颈深筋膜中层在外侧包绕颈总动脉、颈内动脉、颈内静脉和位于动、静脉后方的迷走神经形成颈动脉鞘。该鞘上起颅底,下达纵隔。

28. 颈深筋膜深层(椎前筋膜)包绕哪些内脏器官和腺体?

颈深筋膜深层又称椎前筋膜,覆盖在椎前肌和斜角肌的前面,向上附着于颅底,向下续前纵韧带与胸内筋膜。该筋膜的后方有颈交感干、膈神经、臂丛及锁骨下动脉行走,椎前筋膜包绕锁骨下动脉、静脉和臂丛,并向外延伸至腋腔,形成腋鞘。

29. 颈部的筋膜间隙有哪些?

胸骨上间隙、气管前间隙、咽后间隙、椎前间隙。

30. 胸骨上间隙如何构成? 内容物是什么?

胸骨上间隙是颈筋膜浅层在胸骨颈静脉切迹的上方,分浅、深两层,分别附着于颈静脉切迹前、后缘所形成的筋膜间隙,内有颈前静脉下段、颈静脉弓、淋巴结和脂肪组织等。

31. 气管前间隙如何构成? 内容物是什么?

气管前间隙位于气管前筋膜与气管颈部之间,气管切开时必须经过此间隙。

此间隙内有气管前淋巴结、甲状腺下静脉、甲状腺奇静脉丛、甲状腺最下动脉、头臂干和左头臂静脉等。小儿胸腺的上部亦位居此间隙内。气管前间隙内的感染，可蔓延到上纵隔。

32. 咽后间隙如何构成？内容物是什么？

咽后间隙位于颊咽筋膜与椎前筋膜之间，向下可通后纵隔。位于咽壁侧方的部分，称为咽旁间隙。此隙内有淋巴结及疏松结缔组织。咽后间隙的下部为食管后间隙。

33. 椎前间隙如何构成？有何临床意义？

椎前间隙位于脊柱（含颈段）与椎前筋膜之间。颈椎结核所致的脓肿多积于此间隙，并经腋鞘扩散至腋窝。

34. 颈部肌肉包括哪些？

除颈阔肌外，有斜列于颈部两侧的胸锁乳突肌；在舌骨与下颌骨之间有舌骨上肌群，包括二腹肌、下颌舌骨肌、茎突舌骨肌和颏舌肌；舌骨下方正中线的两旁有舌骨下肌群，包括浅层的胸骨舌骨肌、肩胛舌骨肌和深层的胸骨甲状肌、甲状舌骨肌；颈椎两侧，颈深肌外侧群包括前、中、后斜角肌；颈椎前方，颈深肌内侧群（椎前肌）有长头肌、颈长肌等。

35. 肌间三角包括哪些部位？

借助颈肌，可将颈前区分为颏下三角、下颌下三角、颈动脉三角和肌三角，将颈外侧区分为枕三角和锁骨上三角。颈深肌前、中斜角肌间围成斜角肌间隙。

36. 颈总动脉的起点在何处？行经哪个关节后方？止点在何处？

颈总动脉是头颈部的主要动脉干，左侧起于主动脉弓，右侧发自头臂干。左、右颈总动脉均经胸锁关节后方上升，至甲状软骨上缘高度，分为颈内动脉和颈外动脉两大终支。

37. 颈总动脉有哪些毗邻结构？何处可触摸其搏动？

颈总动脉内侧邻食管颈段、气管颈段、喉和甲状腺；外侧邻颈内静脉，动、静脉两者之间的后方有迷走神经，它们共同包于颈动脉鞘内。颈总动脉下段前方有胸锁乳突肌和舌骨下肌群等遮盖;其上段位居颈动脉三角内,位置较浅表,仅有颈浅筋膜及颈阔肌、颈深筋膜浅层被覆,在此处可触摸其动脉搏动。

38. 颈动脉窦的位置和功能是什么?哪条脑神经的纤维分布在该结构上?

颈总动脉末端和颈内动脉起始处稍膨大称颈动脉窦,窦壁有压力感受器,可感受动脉血压升高的刺激,反射性地引起心率减慢,使血压降低。颈动脉窦由舌咽神经的分支支配,在颈部手术时,如压迫颈动脉窦以及结扎颈外动脉时,都可引起颈动脉窦反射,出现血压下降和心动过缓,尤其是老年人和动脉硬化患者易发生,临床上应注意预防。

39. 颈动脉小球的位置和功能是什么?

在颈总动脉分叉处的后方有颈动脉小球,是一个扁椭圆形小体,为化学感受器。可感受血中二氧化碳分压、氧分压和氢离子浓度的变化,当血中二氧化碳分压增高或氧分压降低时,可反射性地引起呼吸加深、加快,以维持血中二氧化碳和氧气含量的平衡。

40. 颈外动脉和颈内动脉的初始位置关系是怎样的?

颈外动脉平甲状软骨上缘自颈总动脉发出,起始处位于颈内动脉的前内侧,垂直上升时逐渐转至颈内动脉的前外侧,经腮腺的实质内,至下颌颈处分为颞浅动脉和上颌动脉两终支。

41. 颈外动脉在颈部有哪些分支?单侧颈外动脉结扎术的解剖学依据是什么?

颈外动脉在颈动脉三角内,依次向前发出甲状腺上动脉、舌动脉和面动脉,向后发出枕动脉,从颈外动脉起始处的内侧发出咽升动脉。同侧颈外动脉分支之间,颈外动脉与颈内动脉、锁骨下动脉的许多分支之间有较丰富的动脉吻合。头面部大出血或口腔颌面部大手术时,为了防止出血过多,常选择在甲状腺上动脉与舌动脉之间行颈外动脉结扎术。

42. 颈内动脉的起始、经行和分支分布情况如何?

颈内动脉在颈动脉三角内,自颈总动脉分出后,垂直上升至颅底,经颈动脉管由破裂孔入颅腔,主要分布于脑和视器。颈内动脉在颈部无分支,可与颈外动脉相区别。

43. 锁骨下动脉的起始、经行和分支分布情况如何？

锁骨下动脉右侧起于头臂干，左侧发自主动脉弓。斜越胸膜顶前面，向外穿斜角肌间隙至第 1 肋外侧缘续于腋动脉。该动脉常以前斜角肌为界分为三段：第 1 段位于前斜角肌内侧，胸膜顶的前上方；第 2 段在前斜角肌的后方；第 3 段位于前斜角肌外侧至第 1 肋的外侧缘。

44. 锁骨下动脉的起始、经行和分支分布情况如何？

椎动脉起自锁骨下动脉第 1 段，在前斜角肌的内侧上行，穿 $C_1 \sim C_6$ 横突孔，经枕骨大孔入颅腔，分布于脑和内耳；胸廓内动脉在椎动脉起始相对侧发自锁骨下动脉第 1 段，经锁骨下静脉后方进入胸腔；甲状颈干在椎动脉的外侧，起自锁骨下动脉的第 1 段，分支有甲状腺下动脉、肩胛上动脉、颈升动脉和颈横动脉等；肋颈干自锁骨下动脉第 1 或第 2 段发出，分布至颈深肌和第 1、第 2 肋间隙。

45. 颈内静脉的起始、经行和注入于何处？

颈内静脉是颈部最粗大的静脉干，由颅内乙状窦直接延续而来，沿颈总动脉外侧下行，在胸锁关节后方与锁骨下静脉汇合成头臂静脉，汇合处的夹角称为静脉角，左侧有胸导管注入，右侧有右淋巴导管注入。

46. 颈内静脉是否只收集颅内的静脉血？颅外有哪些属支？

否。颈内静脉的属支自上而下依次有面静脉、舌静脉、甲状腺上、中静脉。

47. 颈内静脉经常处于开放状态和损伤后容易形成气栓的解剖学基础是什么？

在颈动脉鞘内，其静脉壁与颈深筋膜及其邻近的肌腱相连，致使静脉管腔经常处于开放状态，有利于血液回流。当颈内静脉损伤时，由于静脉管腔不易闭合，以及胸腔负压对静脉血的吸引，有导致空气栓塞的危险。

48. 颈内静脉穿刺插管的适应证是什么？颈内静脉穿刺，为何常选右侧？

颈内静脉常被选择穿刺插入导管，以便对中心静脉压、肺动脉压的测定，还可作为全胃肠外高营养疗法、建立体外循环的重要途径，现已广泛运用于临床。因右颈内静脉较粗，并与右头臂静脉、上腔静脉几乎成一直线，且接近右心房，右侧胸膜顶又低于左侧，再者为避免损伤胸导管，故临床上多选右侧颈内静脉穿刺。

49. 颈内静脉一般分成哪三段？各段外径是多大？为何上段不宜穿刺？

颈内静脉的体表定位常以胸锁乳突肌、颈总动脉搏动点及锁骨为标志，又以甲状软骨上缘水平为界将其分为三段：甲状软骨上缘水平以上为上 1/3 段；以下又分成中 1/3 段和下 1/3 段。上、中、下各段的外径分别为 1.20cm、1.39cm 和 1.46cm。上段位置较浅表，与颈总动脉、颈内动脉的距离较近，并有部分重叠，故不宜在此段穿刺；中段位于胸锁乳突肌锁骨头前部的深面，此段静脉的中点与该肌前缘的距离为 0.79cm，与该肌外侧缘的距离为 1.27cm，并居颈总动脉的外前方。

50. 实施颈内静脉前路穿刺的解剖学要点是什么？

临床上可分别在胸锁乳突肌的前、中、后 3 个方向进行穿刺，以中路为首选。

前路：在颈动脉三角处触及颈总动脉搏动，在搏动的外侧旁开 0.5～1.0cm，相当于喉结或甲状软骨上缘水平作为进针点，穿刺针指向胸锁乳突肌下端所形成的三角，与颈内静脉走向一致进针，针干与皮肤呈 30°～40°角。由此路进针基本上可避免发生气胸，但误伤颈总动脉的机会较多。

51. 实施颈内静脉中路穿刺的解剖学要点是什么？

临床上可分别在胸锁乳突肌的前、中、后三个方向进行穿刺，以中路为首选。

中路：颈内静脉下段位于胸锁乳突肌二头与锁骨上缘围成的小三角（锁骨上小窝）内，恰好位于此三角的中心位置。在三角的顶端约离锁骨上缘 2～3 横指处作为进针点，针干与皮肤呈 30°角，与中线平行直接指向尾端。若试探未成功，针尖向外偏斜 5°～10°与指向胸锁乳突肌锁骨头内侧的后缘，常能成功。

52. 实施颈内静脉后路穿刺的解剖学要点是什么？

临床上可分别在胸锁乳突肌的前、中、后 3 个方向进行穿刺，以中路为首选。

后路：常选在胸锁乳突肌的外侧缘中、下 1/3 交点或锁骨上 2～3 横指处作为进针点。此段颈内静脉位于胸锁乳突肌的深面略偏外侧。穿刺时肩部垫高，头尽量转向对侧，针干一般保持水平位，在胸锁乳突肌的深部指向胸骨柄上窝方向前进。针尖不宜过分向内侧深入，以免损伤颈总动脉。

53. 颈外静脉的合成、行经和注入位置分别是什么？

颈外静脉是颈部最大的浅静脉，由下颌后静脉的后支与耳后静脉在下颌角附近汇合而成，经胸锁乳突肌的表面向后下方斜行，至该肌的下后缘，穿经颈后三角，在锁骨上方约 2.5cm 处穿深筋膜注入锁骨下静脉或静脉角。

54. 颈外静脉的解剖要点是什么？为何常选颈外静脉穿刺置管或婴幼儿麻醉？

颈外静脉管径粗大(约 0.75cm)，其浅面仅被皮肤、浅筋膜及颈阔肌覆盖，位置浅表，操作容易，故临床上常选颈外静脉穿刺置管或婴幼儿麻醉。穿刺时可选在锁骨上方 6cm 处的胸锁乳突肌浅面至该肌后缘的一段，穿刺方向可沿胸锁乳突肌后缘斜向前下。颈外静脉末端的管腔内虽有一对瓣膜，但不能阻止血液逆流，当上腔静脉血回流受阻时，可引起颈外静脉怒张。

55. 颈前静脉是哪条静脉的属支？起止、行经部位如何？

颈前静脉为颈外静脉的属支。起自颏下部的浅静脉，沿颈前正中线两侧下行，至颈根部附近，穿入胸骨上间隙内，继而转向外侧，经胸锁乳突肌深面注入颈外静脉或锁骨下静脉。

56. 颈静脉弓如何形成？是否经过胸骨上间隙？可替代它的静脉名称是什么？

左、右颈前静脉之间有一吻合支，称为颈静脉弓，横越颈静脉切迹上方的胸骨上间隙内。左、右颈前静脉有时在颈前部汇合成一条，称为颈前正中静脉。

57. 锁骨下静脉的起始位置在哪里？在何处合成头臂静脉？毗邻结构有哪些？

锁骨下静脉自第 1 肋的外侧缘由腋静脉延续而成，至胸锁关节的后方与颈内静脉合成头臂静脉。锁骨下静脉的前面有锁骨与锁骨下肌，后上方有锁骨下动脉相邻，两者之间隔以前斜角肌，内后方为胸膜顶。

58. 锁骨下静脉长度、管径是多少？为何常选该静脉做穿刺或置管？

在锁骨内 1/3 后方的该段锁骨下静脉平均长度为 48mm，平均外径为 12mm。该静脉由于管径大，变异小，其管壁与颈部筋膜、第 1 肋骨膜、前斜角肌筋膜鞘等结构愈着，因而位置固定，是静脉穿刺、放置导管的良好部位。

59. 实施锁骨上入路静脉穿刺的解剖学要点是什么？

临床上常选择经锁骨上和锁骨下 2 种入路途径。锁骨上穿刺进路：患者肩部垫高，头尽量转向对侧并挺露锁骨上窝。选择在胸锁乳突肌锁骨头的外侧缘、锁骨上约 1cm 处为穿刺点。针干与锁骨或矢状面(中线)呈 45°角，在冠状面针干保持水平或略向前偏 15°在指向胸锁关节方向,通常进针 1.5～2.0cm 即可进入静脉。

60. 实施锁骨下入路静脉穿刺的解剖学要点是什么?

锁骨下穿刺进路:选择在锁骨中、外 1/3 交界处,锁骨下方约 1cm 为进针点,针尖向内轻度向头端指向锁骨胸骨端的后上缘前进。在穿刺过程中尽量保持穿刺针与胸壁呈水平位,贴近锁骨后缘。由于壁层胸膜向上延伸可超过第 1 肋约 2.5cm,因此,当进针过深越过了第 1 肋或穿透静脉前后壁后刺破了胸膜及肺,就可引起气胸。

61. 颈前淋巴结分布于何处? 收纳何部位的淋巴? 注入何部位?

颈前浅淋巴结沿颈前静脉排列,收纳颈前部浅层结构的淋巴,其输出管注入颈外侧下深淋巴结或直接注入锁骨上淋巴结;颈前深淋巴结排列于颈部器官的前方和两侧,由上而下有喉前、甲状腺、气管前和气管旁淋巴结四组,其输出管分别注入颈外侧上、下深淋巴结。

62. 颈外侧淋巴结分布于何处? 收纳何部位的淋巴? 注入何部位?

颈外侧浅淋巴结位于胸锁乳突肌表面及其后缘,沿颈外静脉排列,收纳腮腺、耳后及枕淋巴结引流的淋巴,其输出管注入颈外侧深淋巴结;颈外侧深淋巴结沿颈内静脉排列,上自颅底,下至颈根部。以肩胛舌骨肌下腹与颈内静脉交点处为界,分为上、下两群。

63. 颈外侧上深淋巴结分布于何处? 收纳何部位的淋巴? 注入何部位?

颈外侧上深淋巴结沿颈内静脉上段周围排列,收纳颈外侧浅淋巴结、咽、喉、气管、食管、甲状腺和舌根等处淋巴,注入颈外侧下深淋巴结或颈干。其中颈内静脉、面静脉和二腹肌后腹交角处的淋巴结称为颈内静脉二腹肌淋巴结,临床上又称为角淋巴结,收集鼻咽部、腭扁桃体和舌根等处的淋巴。位于副神经周围的淋巴结称为副神经淋巴结。

64. 颈外侧下深淋巴结分布于何处? 收纳何部位的淋巴? 注入何部位? 胃癌或食管下段癌转移时最先累及的淋巴结是哪一组?

颈外侧下深淋巴结排列于颈内静脉下段和颈横血管周围。其中位于颈内静脉与肩胛舌骨肌中间腱交角处的淋巴结称为颈内静脉肩胛舌骨肌淋巴结,收纳舌尖的淋巴。沿颈横血管排列的淋巴结,称为锁骨上淋巴结,位于左侧颈根部前斜角肌前面的淋巴结又称魏尔啸(Virchow)淋巴结,是胃癌或食管下段癌转移时最先累及的淋巴结,肿大时在锁骨上缘和胸锁乳突肌后缘交角处可触及,收纳颈外侧上深淋巴结的输出管,合成颈干。

65. 颈丛由哪些脊神经组成?组成几个神经袢?颈丛主干的位置在哪里?

颈丛由 $C_1 \sim C_4$ 神经的前支组成,依次互相吻合成三个神经袢并发出分支。颈丛位于肩胛提肌和中斜角肌的前方,$C_1 \sim C_4$ 的前外侧,胸锁乳突肌的深面。

66. 颈丛浅支的纤维来源?如何走行、分布?

颈丛浅支的纤维来自 $C_2 \sim C_4$ 前支,形成 4 个分支,穿过神经点后,呈放射状分布。枕小神经,勾绕副神经,沿胸锁乳突肌后缘上行,分布于枕部皮肤。耳大神经,为颈丛皮支的最大分支,沿胸锁乳突肌表面行向前上方,分支分布于耳郭和腮腺区的皮肤。颈横神经,横越胸锁乳突肌中份表面行向前,分布于颈前区的皮肤。锁骨上神经,分内侧、中间和外侧三支,越过锁骨浅出,分布至颈前外侧部、胸上部(第 2 肋以上)和肩部的皮肤。

67. 颈丛深支支配哪些肌肉?颈襻的构成及其分支分布情况如何?

颈丛深支支配颈部深肌、肩胛提肌、舌骨下肌群和膈肌。其中第 1 颈神经前支的部分纤维伴随舌下神经走行,然后在颈动脉鞘前面离开舌下神经下降成为颈襻上根;$C_2 \sim C_3$ 神经前支的纤维经过联合,发出降支,称为颈襻下根。上、下根平环状软骨弓高度,在颈动脉鞘浅面合成颈襻,由颈襻发出分支支配舌骨下肌群的上、下部,故在甲状腺手术需切断舌骨下肌群时,多选在肌的中份进行,以免损伤神经。

68. 膈神经起自哪些脊神经?神经干行经哪些部位?

膈神经是颈丛的重要分支,起自 $C_3 \sim C_5$ 神经前支,先居前斜角肌上外侧缘,后经该肌的前面下降至其内侧。在颈根部,膈神经的前方与胸锁乳突肌、肩胛舌骨肌的中间腱、颈内静脉、颈横动脉和肩胛上动脉毗邻,左侧前方还邻接胸导管弓,内侧有颈升动脉上行,该神经经胸膜顶的前内侧,迷走神经的外侧,穿锁骨下动、静脉之间进入胸腔。在胸腔内,与心包膈动脉伴行,经过肺根前方,在纵隔胸膜与心包之间至膈肌。

69. 国人副膈神经的出现率是多少？其与膈神经的位置关系如何？

据统计,国人副膈神经出现率较高,可达 48%。在膈神经的外侧下行(占 85.2%),经锁骨下静脉的后方进入胸腔。副膈神经在锁骨下静脉的下方与膈神经结合者占多数(57.1%)。

70. 膈神经是混合性神经吗？功能是什么？

膈神经是混合性神经,其中运动纤维支配膈肌的运动,感觉纤维分布于胸膜、心包和膈下面中央部的腹膜。右膈神经的感觉纤维尚分布到肝、胆囊和肝外胆道等。

71. 为何胆囊病变会引起右肩部疼痛？颈深丛阻滞如何定位及不良反应是什么？

当胆道或胆囊病变或手术牵拉时,可刺激右膈神经(其中的 C_4 纤维),引起患者的右肩部不适或疼痛。临床上颈深丛阻滞,有时累及膈神经,如双侧神经受累时可出现呼吸困难及胸闷,此时应立即吸氧,多能缓解。若局部麻醉药浓度过高,膈神经的运动纤维被阻滞致双侧膈神经麻痹时,则应进行人工辅助呼吸。

72. "三点法"颈丛深支阻滞的解剖要点是什么？

患者仰卧位,头转向对侧。在乳突尖至锁骨中线之间作一连线,此连线中点即为 C_4 横突位置,相当于成年男性喉结(甲状软骨)上缘,该点一般在胸锁乳突肌后缘中点与颈外静脉交点处附近。C_2 横突位于乳突尖下方 1.0~1.5cm 处,C_2~C_4 横突之间为 C_3 横突。分别在上述确定三点的稍后方 0.7~1.0cm 处与皮肤垂直进针,当针尖触及横突或引出异感时即可注射局部麻醉药,称为三点法阻滞。

73. "一点法"颈丛深支阻滞(又称改良的颈丛深支阻滞)的解剖要点是什么？

临床上也常应用改良的颈丛阻滞方法,即以 C_4 横突作为穿刺点,当穿刺针抵达 C_4 横突后一次性注射局部麻醉药,即为一点法阻滞,同样阻滞整个颈丛,满足颈部手术的需要。

74. 为何临床上禁忌同时行双侧颈丛深支阻滞？穿刺过深有何后果？

颈椎椎孔大,横突短,且颈丛毗邻关系复杂,在颈丛深支阻滞时,可累及膈神经或喉返神经,引起呼吸困难、声音嘶哑等并发症。尤其是双侧颈丛深支阻滞时,有可能阻滞双侧膈神经或喉返神经而引起呼吸抑制,因此,临床上禁忌同时行双侧颈丛深支阻滞。穿刺针过深,进针方向偏内偏后有可能将局部麻醉药误入蛛网膜下隙,导致全脊髓麻醉的危险。

75. 颈丛浅支阻滞的解剖要点是什么?

适应于颈部浅表部位手术麻醉。患者仰卧位、去枕,头偏向对侧,在胸锁乳突肌后缘中点处穿刺进针。

76. 膈神经阻滞的适应证是什么?膈神经阻滞的解剖要点是什么?

适应于顽固性呃逆及膈神经痛的治疗。在胸锁乳突肌锁骨头外侧缘,距锁骨上 2.5～3.0cm 处为穿刺点,以左手示、拇二指提起胸锁乳突肌,针头刺入皮肤后,沿胸锁乳突肌深面,向内后方深入 2.5～3.0cm,回抽无血,即可注入药物。

77. 臂丛是如何组成的?

臂丛由 C_5～C_8 及 T_1 神经的前支的大部分纤维组成。其中 C_5～C_6 神经合成上干,颈 7 神经延续为中干,颈 8 及胸 1 神经合成下干,各神经干均分成前、后两股,上、中干的前股合成外侧束,下干前股自成内侧束,三干后股汇合成后束。臂丛在锁骨下动脉的后上方,共同经过斜角肌间隙向外下方走行,在锁骨中点后方进入腋窝,三束分别从外、内、后三面包围腋动脉。5 根、3 干、6 股组成臂丛锁骨上部。上部的分支多为短肌支,长支主要有 3 条。

78. 臂丛主干经过哪些部位?锁骨下血管旁间隙是怎样形成的?

臂丛锁骨上部包括臂丛的 5 条神经根分别经相应椎间孔穿出,其中 C_5、C_6 和 C_7 神经前支沿相应横突上面的脊神经沟行走,在椎动脉的后方。上、中、下 3 干位于颈外侧区下部,6 股位于锁骨后方,穿斜角肌间隙,3 束伴腋动脉入腋窝。3 干在经过中与斜角肌和锁骨下血管共同被椎前筋膜形成的锁骨下血管周围鞘所包绕。鞘与血管之间为锁骨下血管旁间隙。

79. 臂丛阻滞过程中,局部麻醉药注入的部位在哪里?

臂丛包裹在连续相通的筋膜间隙中,故任何途径注入局部麻醉药,只要有足够容量注入筋膜间隙,理论上均可使全臂丛阻滞,临床上常根据手术所需选择不同途径,进行臂丛阻滞。

80. 肌间沟入路臂丛阻滞的解剖学要点是什么？

患者去枕仰卧位，头偏向对侧。先让患者抬头，显露胸锁乳突肌的锁骨头，在该肌锁骨头的后缘平环状软骨处可触摸到前斜角肌肌腹，前斜角肌后缘还可触到中斜角肌，两肌之间的间隙即为肌间沟，此沟上尖下宽呈三角形，该三角的下界为肩胛舌骨肌。在环状软骨水平线与肌间沟相交处，为肌间沟阻滞的穿刺点，穿刺针于穿刺点垂直刺入皮肤，略向足侧进针，直至出现上肢异感或触及颈椎横突为止，回抽无血及脑脊液后，注入局部麻醉药。

81. 肌间沟入路臂丛阻滞的常见不良反应有哪些？

此种阻滞途径，如果穿刺不当，局部麻醉药波及膈神经或星状神经节，则引起呼吸困难或一过性霍纳（Horner）综合征，损伤椎动脉则引起血肿。有误入颈部硬膜外隙或蛛网膜下隙的可能。

82. 锁骨上入路臂丛阻滞的解剖学要点是什么？

患者仰卧位，肩下垫一薄枕，头转向对侧。在锁骨中点上方 1.0～1.5cm 处刺入皮肤，针向内、后、下方向推进，直达第 1 肋，在肋骨上寻找异感，当出现异感回抽无血或无气体时，可注入局部麻醉药。此种穿刺法临床上称传统锁骨上阻滞法，其定位简单，但容易刺伤胸膜或肺尖，造成血胸、气胸的发生率较高。

83. 锁骨下血管旁阻滞法的解剖要点是什么？

该法是 Winnie 于 1964 年根据臂丛解剖对传统锁骨上入路的改进。穿刺点仍在锁骨上方，先触到斜角肌肌间沟，在此沟最低处用左手示指摸到锁骨下动脉搏动点并压向内侧，在锁骨下动脉搏动点的外侧穿刺，右手持针，针尖朝足跟方向直刺，沿中斜角肌内侧缘推进，穿破血管鞘时有落空感，再稍深入即出现异感。但此法仍不能防止出现气胸、星状神经节及膈神经阻滞等并发症。

84. 迷走神经有哪 4 种纤维成分？感觉神经节位于何处？主干在颈部如何分布？

迷走神经为分布范围最广，行程最长的一对脑神经，含有内脏感觉、内脏运动、躯体感觉、躯体运动 4 种纤维成分，经颈静脉孔出颅，在颈静脉孔内及稍下方处，有膨大的上、下神经节。迷走神经干在颈部行于颈动脉鞘内，位于颈内动脉、颈总动脉与颈内静脉之间的后方下行，至胸廓上口入胸腔。

85. 迷走神经在颈动脉三角内有哪 2 条分支？分布在何处？

在颈动脉三角内迷走神经分出喉上神经和心支，喉上神经内支穿甲状舌骨膜进入喉内，司声门裂以上喉黏膜的感觉，外支支配环甲肌和咽下缩肌。心支参与心丛的组成。迷走神经在颈部还有咽支、耳支和脑膜支等分支。

86. 副神经在颈部的经行和分支分布情况如何？

副神经自颈静脉孔出颅后，经二腹肌的深面和颈内静脉的前外侧，在乳突尖端下方约 3.5cm 处，发出分支支配胸锁乳突肌，并在该肌的后缘上、中 1/3 交点进入枕三角，最后经斜方肌前缘中、下 1/3 交界处进入该肌。在枕三角内，沿肩胛提肌的表面走行，此段位置浅表，紧贴颈筋膜浅层，周围有副神经淋巴结排列，颈部淋巴结清除术时，应注意防止伤及该神经。

87. 舌下神经含哪种纤维成分？在颈部如何走行？分布于何处？

舌下神经是运动性神经，穿舌下神经管出颅，经二腹肌后腹的深面进入颈动脉三角内，在颈内动脉及颈外动脉的浅面，发出颈袢上根（为第 1 颈神经前支的部分纤维）参与颈袢的组成。主干行向前上方，沿舌骨舌肌表面进入舌，支配舌内肌和舌外肌。

88. 颈交感干在颈部如何走行？由哪些结构构成？

颈交感干位于颈椎横突的前方，颈动脉鞘和椎前筋膜的后方，由颈上、颈中、颈下交感神经节及其节间支组成，上端起于颅底，下与胸交感干相延续。

89. 颈上神经节和颈中神经节分布在何处？

颈上神经节是交感干上最大的神经节，呈梭形，位于 C_2、C_3 横突前方。颈中神经节是颈交感干神经节中最小的神经节，位于第 6 颈椎横突处，其形态位置变异较多，有时缺如。

90. 颈下神经节和星状神经节分布在何处？

颈下神经节位于 C_7 横突与第 1 肋颈的前方，椎动脉的后方，大多数（约占 65%）与 T_1 神经节融合，组成颈胸神经节（又称星状神经节）。该神经节毗邻关系复杂，其下前方有锁骨下动脉的第一段、椎动脉的起始部及胸膜顶；后外方有肋颈干；前内侧有胸导管（左侧）及右淋巴导管（右侧）。

91. 星状神经节的阻滞定位的解剖要点是什么？

临床上常用气管旁入路,即在胸锁关节上 2.5cm 与前正中线外侧 1.5cm 相交处向 C_7 横突基部穿刺,用手指将颈总动脉推向外侧,针尖遇骨质,回抽无血、无脑脊液,注入局部麻醉药。若阻滞有效,可出现 Horner 综合征。临床上应注意防止气胸、全脊麻和喉返神经阻滞等并发症的发生。

92. 甲状腺的形态有何特点？重量是多少？分几部分？

甲状腺是成人体内最大的内分泌腺,正常成人重 20～30g,由左、右两个侧叶和一个峡部组成。有时自峡部向上伸出一个锥状叶,其长短不一,最长者可达舌骨。

93. 甲状腺两层被膜是如何形成的？两层被膜之间的结构有哪些？

甲状腺有真、假两层被膜。紧裹甲状腺的外膜称真被膜,或称纤维囊。在其深面发出许多纤维束伸入腺实质内,将甲状腺分成许多小叶。在真被膜深面有稠密的血管丛,损伤真被膜后,将引起广泛的出血。颈深筋膜中层包绕甲状腺形成该腺的假被膜,或称甲状腺鞘。在真、假被膜之间为囊鞘间隙,内含有疏松结缔组织、血管、喉返神经、甲状旁腺、淋巴结等。

94. 甲状腺悬韧带如何形成？甲状腺为何可随着吞咽动作上、下移动？

假被膜在甲状腺上极增厚形成甲状腺悬韧带,将甲状腺悬吊于甲状软骨上,对该腺起到固定作用,故当吞咽时,甲状腺可随喉上、下移动。

95. 甲状腺侧韧带(Berry 悬韧带)如何形成？与喉返神经有何解剖关系？

甲状腺内侧面中部的被膜增厚形成侧韧带,又称 Berry 悬韧带。它与环状软骨下缘侧面及第 1～2 气管软骨环侧面相连接,喉返神经穿过侧韧带或经其后方入喉。甲状腺侧叶切除手术切断此韧带时,应紧贴甲状腺真被膜切开,防止损伤喉返神经。

96. 甲状腺的位置在哪里？

甲状腺位于喉和气管的前外侧,两侧叶的上极平甲状软骨板中点,下极至第 6 气管软骨环,有时甲状腺的下极向下深入胸腔,称为胸骨后甲状腺。峡部位于第 2～第 4 气管软骨环的前面。气管切开术时,需将峡部分离并向上牵开,以免妨碍显露气管。

97. 甲状腺的毗邻结构有哪些？甲状腺肿大时，会引起哪些压迫症状？

甲状腺前面由皮肤、浅筋膜、颈筋膜浅层、舌骨下肌群及气管前筋膜覆盖；腺的后内侧邻喉、气管、咽、食管、喉返神经及甲状旁腺等；腺的后外侧邻颈动脉鞘以及鞘内的颈总动脉、颈内静脉和迷走神经，并与椎前筋膜深面的颈交感干相邻。当甲状腺肿大时，可压迫气管与食管，导致呼吸、吞咽困难；若压迫喉返神经，可引起声音嘶哑；向后外方压迫颈交感干时，可出现 Horner 综合征（患侧瞳孔缩小，上眼睑下垂及眼球内陷等）。

98. 甲状腺上动脉的起始部位在哪里？主干如何走形？分支有哪些？

甲状腺上动脉自颈外动脉起始处的前面发出，与喉上神经（起自迷走神经）外支相伴行，至甲状腺侧叶上极附近分为前、后两支，分别经甲状腺的前、后面进入腺内，并与对侧的同名动脉的分支相吻合。甲状腺上动脉沿途还发出舌骨上支、胸锁乳突肌支、喉上动脉和环甲肌支等分支。

99. 喉上动脉和喉上神经的位置关系是怎样的？

喉上动脉与喉上神经内支相伴行，穿甲状舌骨膜入喉内，分布于声门裂以上的喉黏膜。外支伴甲状腺上动脉行向前下方，在甲状腺侧叶上极 1.0cm 处，外支逐渐与动脉分开，即转向内下侧至环甲肌和咽下缩肌。行甲状腺次全切除手术，结扎甲状腺上动脉时，应紧靠腺体的上极进行，如结扎位置过高，损伤外支，可导致声音低钝，损伤内支则可引起呛咳等。

100. 甲状腺下动脉起始部位是哪里？分支营养哪些部位？

甲状腺下动脉起自锁骨下动脉的甲状颈干，初沿前斜角肌内侧上升，至 C_6 平面，然后几乎以直角转向内下方，经颈动脉鞘的后方，达甲状腺侧叶后缘中点或稍下方进入甲状腺筋膜鞘，分为上、下两支分布于腺体、气管和食管等。

101. 喉返神经主干如何走行？分支营养哪些部位？

左、右侧喉返神经自迷走神经发出后，分别绕主动脉弓和右锁骨下动脉，折返向上，沿气管、食管沟上行，经环甲关节后方入喉，终支称为喉下神经，分布到声门裂以下的喉黏膜和除环甲肌以外的所有喉肌。喉返神经多在甲状腺侧叶下极的后方与甲状腺下动脉交叉,动脉可能在神经的前方或后方经过,也可能在动脉终支的分叉之间通过。因此,行甲状腺次全切除术时,应远离甲状腺下极结扎甲状腺下动脉,以免损伤喉返神经,引起声音沙哑等。

102. 甲状腺最下动脉的出现率是多大? 变异的起始部位有哪些? 如何分布? 该动脉是否会影响颈根部手术?

甲状腺最下动脉甲状腺最下动脉出现率仅为 10.3%,起始变异多,可发自右颈总动脉、头臂干、主动脉弓、锁骨下动脉、甲状颈干和胸廓内动脉等处,其行程也颇不一致,多沿气管前方上升,达甲状腺峡,参与甲状腺动脉在腺内、外的吻合。由于甲状腺最下动脉行程位置均较浅表,且行走于颈内静脉和气管的前面,临床上行颈根部手术时,应防止意外大出血。

103. 甲状腺上静脉、甲状腺中静脉如何分布?

甲状腺上静脉在甲状腺侧叶上极汇成后,与甲状腺上动脉伴行,汇入颈内静脉。甲状腺中静脉起自甲状腺侧叶外侧缘中部,该静脉短而粗,全长仅 1cm,外径 2~4mm,经颈总动脉的浅面汇入颈内静脉。在甲状腺手术中牵拉该腺时若不加注意,将其拉断或撕裂颈内静脉,可造成严重出血。

104. 甲状腺下静脉如何分布? 该静脉是否会影响低位气管切开?

甲状腺下静脉起始于侧叶下极或峡部下缘,经气管的前面入胸腔,分别注入左、右头臂静脉,有的甲状腺下静脉在气管的前面其属支互相吻合,合成甲状腺奇静脉丛。在行低位气管切开时,应防止损伤该静脉而导致出血过多。

105. 甲状旁腺的形态有何特点? 甲状旁腺有何功能?

甲状旁腺为扁椭圆形的上皮小体,呈淡黄色,形态大小似黄豆,表面光泽。甲状旁腺数目一般为 4 个,即上、下各一对,亦有出现 3 个或 5 个者。甲状旁腺分泌甲状旁腺素,调节体内血钙的代谢,维持血钙的平衡。因甲状腺手术不慎将其摘除或损伤时,即引起血钙降低,导致手足搐搦症,甚至危及生命。

106. 甲状旁腺在何处? 常见位置变异有哪些?

甲状旁腺多位于甲状腺侧叶的后面,居甲状腺真、假被膜之间。上一对多数(95.9%)位于甲状腺侧叶后缘中点以上,在环状软骨下缘附近,位置比较隐蔽,不易伤及。少数位于甲状腺侧叶后缘近上端附近,甲状腺手术时,易受到损伤,应加以注意。下一对甲状旁腺位置变异较多,多数(62.2%)居甲状腺侧叶后缘中、下1/3交界处以下至下端的后下方。少数(8.1%)位于侧叶下端下方,位置表浅,有的甲状旁腺可埋于甲状腺组织内,在甲状腺手术时寻找困难。

107. 气管由哪些组织构成?气管全长的上、下境界在何处?气管杈和气管隆嵴在何处?

气管由16~20个"C"形的气管软骨环以及连接各环间的环韧带构成,气管软骨后方的缺口由结缔组织和平滑肌构成的膜壁所封闭,其上端接环状软骨下缘(相当于第6颈椎的平面),向下至胸骨角平面(平对第4胸椎椎体下缘)分为左、右主支气管,气管分叉处称为气管杈,在气管杈内面有一呈向上的半月状隆起,称气管隆嵴,为支气管镜检查时的重要标志。

108. 气管隆嵴处的黏膜内哪种神经纤维可导致心率变慢?

气管隆嵴的黏膜内有丰富的迷走神经末梢分布,极为敏感,遇支气管导管刺激时,可引起反射性的血压降低、心动过缓甚至心搏骤停。

109. 气管长度、气管内径、上切牙至气管隆嵴的距离各是多少?气管颈部的上下端的位置在何处?长度是多少?内有几个气管软骨环?

气管全长成年男性为11.1cm,女性为10.9cm。管腔内横径男性平均为1.7cm,前后径为1.5cm;女性横径为1.4cm,前后径为1.3cm。自上切牙至气管隆嵴的距离男性为26~28cm,女性为24~26cm,婴儿约为10cm。气管的长度和管径男性均大于女性,成人均大于小儿。气管颈部上接环状软骨下缘,下平胸骨颈静脉切迹处移行为气管胸部,长约6.5cm,由6~8个气管软骨环组成。

110. 气管颈部有哪些毗邻结构?

气管颈段位置浅表,其前面由浅入深为皮肤、浅筋膜、颈筋膜浅层、胸骨上间隙及颈静脉弓、舌骨下肌群和气管前筋膜。甲状腺峡横过第2~第4气管软骨,峡的下方有甲状腺下静脉、甲状腺奇静脉丛及甲状腺最下动脉(仅10.3%)。气管颈部的两侧,上部有甲状腺侧叶覆盖,下部与颈总动脉相邻。其后方与食管毗邻,在两者之间的气管食管沟内有喉返神经行走。

111. 气管切开术的解剖学要点是什么？其适应证主要有哪些？

气管切开术是抢救危重患者的急救手术，其方法是在颈部切开皮肤及气管，将套管插入气管，患者可以直接经套管呼吸。因此气管切开术对于呼吸衰竭、昏迷及上呼吸道梗阻患者的抢救，具有极其重要的临床意义。

112. 气管颈部距体表的深度是多少？有哪些组织或层次覆盖？

气管颈部在环状软骨处距皮肤仅 1.5～2cm；在胸骨上缘处距离皮肤 3～4cm。气管前面由皮肤、皮下组织、浅筋膜和颈阔肌覆盖，颈阔肌深层是深筋膜浅层在中线结合形成颈白线。深筋膜浅层深面即为气管前筋膜和气管，气管前筋膜附着在气管的前壁。

113. 甲状腺峡部位于哪 2 个气管软骨环的前面？气管切开时，应对甲状腺峡部作何处理？气管切开的安全三角在何处？

甲状腺峡部位于第 3、第 4 气管环的前面，被气管前筋膜包绕，手术时应将甲状腺峡部向上推开后再切开气管。气管两侧有甲状腺和颈部大血管，因此在行气管切开时，切口必须在颈部安全三角区内进行（三角的底为环状软骨，两侧为胸锁乳突肌，下角位于胸骨切迹中点）。

114. 气管切开位置一般对应哪 2 个软骨环？切开位置太高或太低有什么不良后果？气管切开时，为何应严格保持患者头部正中位并尽量后仰？

气管切开位置宜在第 3～第 4 两个软骨环，如太高，易伤及第 1 软骨环，会引起喉咽部狭窄；如太低，易使套管脱出或顶住隆凸，致黏膜损伤出血，或造成纵隔气肿，甚至伤及胸内大血管。小儿右侧胸膜顶较高，注意防止损伤。气管具有一定的活动度，当头后仰时，气管可上升 1.5cm 左右。当头转向一侧时，气管随之转向同侧，食管则移向对侧。故在施行气管切开术时，应严格保持患者头部正中位并尽量后仰，避免伤及食管及其周围的血管和神经。

115. 颈根部的境界如何构成？在颈根部，前斜角肌的前内侧、前后方、外侧各有哪些结构？

颈根部是颈胸区和颈腋区之间的邻接区。其境界是：前界为胸骨柄，后界为第 1 胸椎体，两侧为第 1 肋。颈根部两侧以前斜角肌为重要标志，该肌前内侧主要有走行于颈、胸之间的纵行结构，如颈总动脉、颈内静脉、迷走神经、膈神经、颈交感干、胸导管和胸膜顶等;前、后方及外侧主要有往来于胸、颈与上肢间的锁骨下动脉、静脉和臂丛等横行结构。

116. 前斜角肌的位置、起止位点在何处?斜角肌间隙如何构成?有何内容物通过?

　　前斜角肌位于胸锁乳突肌的深面,部分位于颈外侧三角内。该肌起自 $C_3 \sim C_6$ 横突前结节,向下外斜行止于第 1 肋上面的斜角肌结节。前斜角肌与其后方的中斜角肌及下方的第 1 肋之间围成斜角肌间隙,有臂丛及锁骨下动脉通过。

117. 胸膜顶如何构成?在颈根部,通常高出锁骨内侧 1/3 上缘多少厘米?体表投影在何处?

　　胸膜顶包被肺尖的上方,是肋胸膜和纵隔胸膜向上的延续,突出胸廓上口至颈根部,通常高出锁骨内侧 1/3 上缘 2~3cm。胸膜顶的体表投影为胸锁关节与锁骨内、中 1/3 交界处之间向上的弧线,最高点在锁骨上方 2.5cm 处。

118. 胸膜顶的毗邻结构有哪些?在实施臂丛阻滞时,如何避免损伤胸膜顶?

　　在胸膜顶的前、外及后方分别有前、中、后斜角肌覆盖,其周围毗邻关系较为复杂,前方邻接锁骨下动脉及其分支、膈神经及迷走神经、锁骨下静脉以及左侧颈根部的胸导管;后方与交感神经颈下节、第 1、2 肋和 T_1 神经相邻;外侧邻臂丛;内侧邻气管、食管;左侧尚有胸导管和左喉返神经等。因此,在施行臂丛神经阻滞时,为避免损伤胸膜顶和肺尖,进针点部位应选在胸膜顶最高点的上方,同时还要掌握好进针方向,误伤后易引起气胸。

119. 何为胸膜上膜或 Sibson 筋膜?有何功能?

　　胸膜顶外面覆盖有一层筋膜称胸膜上膜,此膜从第 7 颈椎横突、第 1 肋颈和第 1 胸椎体连至胸膜顶,又称 Sibson 筋膜,起悬吊作用。

120. 胸导管弓如何构成?有哪些毗邻结构?胸导管(左淋巴导管)通常注入哪条静脉?胸导管末端通常汇集哪几条淋巴干?

　　胸导管的胸腔末段向脊柱左前方上行,紧贴食管左侧,并被左纵隔胸膜覆盖,经胸廓上口至颈部。胸导管平 C_7 高度,向左呈弓状跨过胸膜顶,形成胸导管弓。其弓的前方邻接颈动脉鞘;后方有锁骨下动脉、椎动静脉、颈交感干、甲状颈干和膈神经。此外,胸导管注入静脉的部位不十分恒定,以注入左静脉角者居多,少数可注入左颈内静脉或左锁骨下静脉。左颈干、左锁骨下干及左支气管纵隔干通常注入胸导管末端,也可单独注入静脉。

121. 右淋巴导管的解剖学特点和出现率是多少?

右淋巴导管长 1.0～1.5cm,由右颈干、右锁骨下干和右支气管纵隔干汇合而成,注入右静脉角。由于右淋巴导管出现率仅为 20% 左右,故有时各淋巴干也可直接注入右锁骨下静脉或右颈内静脉。

122. 椎动脉三角的构成及其毗邻关系?

椎动脉三角境界为:外侧界为前斜角肌,内侧界为颈长肌内侧缘,下界(底)为横过胸膜顶前方的锁骨下动脉第 1 段,尖是 C_6 横突前结节。该三角的后方为胸膜顶、C_7 横突、C_8 神经前支及第 1 肋颈;前方有颈动脉鞘、膈神经及胸导管弓(左侧)等。椎动脉三角内的主要结构有椎动、静脉,甲状腺下动脉以及位于椎动脉起始部后方的颈交感干及颈胸神经节等。

123. 舌咽神经阻滞的超声解剖要点是什么?

各种原因引起的舌、咽部疼痛,可阻断舌咽神经获得缓解。舌咽神经自颈静脉孔出颅,伴迷走神经、副神经,行于颈内动脉、颈内静脉之间,从茎突下方经过。从乳突到下颌角做一条虚线,茎突多位于这条线的中点。将线性超声探头放置在预先确认的茎突大致位置的横截面上,在超声下确认茎突、颈内动脉、颈内静脉位置关系。穿刺针取平面外途径,向茎突方向进针,大约 3cm 以内应该能触到茎突。

124. 膈神经阻滞的超声解剖要点是什么?

为了治疗顽固性呃逆,或治疗膈神经受破坏引起的膈下疼痛,可以阻滞膈神经。膈神经行于胸锁乳突肌下部深面,伴颈内静脉外侧下行,自前斜角肌上端外侧,向内下方贴行于该肌表面,越过该肌下端内侧,在锁骨下动脉和锁骨下静脉之间出颈根部,进入纵隔。确认胸锁乳突肌后缘中下 1/3 结合处超声高频探头横向扫描,该处膈神经表现为一个强回声神经束膜包裹的低回声椭圆形单束状结构,紧靠颈内静脉,但与臂丛已经有一定距离。

125. 星状神经节阻滞的超声解剖要点是什么？

星状神经节位于颈长肌的表面,椎动脉的前内侧及颈总动脉和颈内静脉的后中间,在气管和食管的外侧。为了防止气胸形成,穿刺部位通常在 C_6 水平,相当于环状软骨切迹处,超声探头置于此平面,超声图像可以看见 C_6 椎体和横突前后结节及其他结构。采用平面内进针方法,在连续超声引导下穿刺到达颈长肌筋膜表面,同时避开颈总动脉和其他重要的血管。

126. 臂丛阻滞肌间沟入路的超声解剖要点是什么？

患者平卧,仰头,面部偏向对侧。触及环状软骨水平(C_6)处胸锁乳突肌锁骨头后缘前中斜角肌之间的肌间沟。将高频超声探头横置于 C_6 水平,扫描胸锁乳突肌、前斜角肌和中斜角肌。臂丛神经呈数个低回声团块,或微椭圆形、多束状结构,神经束膜呈高回声。当看到臂丛神经平行列于椎前筋膜鞘内时,在实时超声引导下,应用平面内技术,穿刺到达神经附近。该方法对 C_5 前支阻滞不全,因这些纤维穿行于前斜角肌内而不在肌间沟内。

127. 臂丛阻滞锁骨上入路的超声解剖要点是什么？

患者仰卧,头偏向对侧。先确认、标记好胸锁乳突肌锁骨头的外侧缘。在超声图像上确定锁骨下动脉、臂丛神经、肺、第 1 肋和其他结构。锁骨下动脉位于锁骨上三角的中间、第 1 肋位于下方,上外侧作为进针的靶位即臂丛神经。在实时超声引导下采用平面内方法穿刺进针,直至针尖越过第 1 肋上缘和锁骨下动脉接近臂丛。回抽无血和脑脊液后,缓慢向神经鞘内注入药物。

128. 臂丛阻滞锁骨下入路的超声解剖要点是什么？

患者平卧,待阻滞侧上肢外展,在肩锁关节和同侧乳头画一连线。将一个线性高频超声探头放置于这条连线上,确定腋动脉和周围 3 个臂丛神经束的短轴影像。在搏动的腋动脉周围包绕着臂丛神经的内侧束、外侧束和后束、肋间肌、胸膜和肺。应用平面内技术将穿刺针朝腋动脉的 12 点位置和 6 点位置分别注药,使药物包绕腋动脉。

129. 臂丛阻滞腋路法的超声解剖要点是什么？

患者平卧,患侧上肢外展并外旋。在远端距腋窝皱褶 5cm 处,易触及搏动的腋动脉第三段做标记。线性高频超声探头在该处扫描,显示腋动脉搏动的短轴图像,周围包绕着正中、尺、桡和肌皮神经。在探头压力之下,腋静脉前后壁相贴。若想获得上肢远端完善的镇痛,上述神经均需阻滞。采用平面内技术当针尖抵达腋动脉和正中神经、尺神经、肌皮神经之间,缓慢注药。如果血管神经鞘完好,药液集中,则不必反复注药。

130. 颈神经根阻滞的超声解剖要点是什么?

患者侧卧位,患侧在上。超声探头置于胸锁乳突肌旁,显示颈椎横突前后结节两个骨性结构,神经根显示位于结节之间的低回声区域。C_7 横突前结节甚小,只有宽大的后结节,超声显示为斜坡样高回声区域。

（于剑锋）

参考文献

［1］　张励才.麻醉解剖学(第4版)[M].北京:人民卫生出版社,2016.
［2］　(美)米勒(Miller)原著:邓小明,曾因明,黄宇光主译.米勒麻醉学:第8版:简装版:第3卷[M].北京:北京大学医学出版社,2017.
［3］　(美)Steven Waldman原著:马辉,许华主译.超声引导下疼痛注射技术图解[M].上海:上海科学技术出版社,2016.

第四章

胸部的解剖、血管穿刺和
神经阻滞定位

1. 什么是胸骨角？胸骨角在临床上有什么意义？

　　胸骨角是胸骨柄与体连接处一向前突出的横嵴。胸骨角相当于 T_4 椎体下缘的水平，两侧平对第 2 肋，是计数肋和肋间隙的标志。胸骨角平对主动脉弓的起止处、气管杈、食管第 2 狭窄处、胸导管由右转向左行的部位，也是上、下纵隔分界的标志。

2. 经胸前外侧壁行胸膜腔手术经过的层次是什么？

　　胸前外侧壁分为浅、深两层。浅层结构包括皮肤、浅筋膜（内含女性乳房）。深层结构包括深筋膜、胸廓、胸廓外肌层、肋间肌、肋间隙、胸廓内血管、胸内筋膜和壁胸膜等。胸膜腔手术入路须切开皮肤、浅筋膜、深筋膜、胸廓外肌层、肋间肌、肋骨、胸内筋膜和壁胸膜。

3. 为什么胸壁下部外伤可能累及腹腔器官？

　　由于膈向上隆凸，故胸壁的范围大于实际上的胸腔范围。腹腔上部的器官被胸壁下部所遮盖，故此部外伤时，有可能累及腹腔脏器。

4. 为什么乳腺癌患者乳房皮肤表面呈橘皮样改变？

　　乳腺周围有许多的结缔组织纤维束，一端连于皮肤和浅筋膜浅层，另一端连于浅筋膜深层，称乳房悬韧带或 Cooper 韧带，它们对乳腺起固定作用。由于韧带两端固定，无伸展性，乳腺癌时，淋巴回流受阻引起乳房肿胀，同时乳腺局部的纤维组织增生，乳房悬韧带变短，使皮肤形成许多小凹陷，使皮肤表面呈橘皮样改变。

5. 什么是颈静脉切迹？有什么临床意义？

颈静脉切迹为胸骨柄上缘横行凹陷，平对 T_2、T_3 椎体之间。

6. 乳房的结构是什么？为什么乳腺脓肿切开宜做放射状切口？

乳房由皮肤、乳腺和脂肪等构成。乳腺被结缔组织分隔为 15～20 个乳腺叶，每个腺叶内又分若干小叶。每个乳腺叶有一条输乳管，在近乳头处膨大为输乳管窦，其末端变细，开口于乳头。乳腺叶和输乳管以乳头为中心呈放射状排列，故乳腺脓肿切开宜做放射状切口。

7. 乳腺癌可经过哪些途径淋巴转移？

乳房淋巴回流主要注入腋淋巴结，引流方向主要有 6 个途径：①乳房外侧部和中央部的淋巴管注入胸肌淋巴结，这是乳房淋巴回流的主要途径。②乳房上部的淋巴管注入尖淋巴结和锁骨上淋巴结。③乳房内侧部的注入胸骨旁淋巴结。④乳房深部淋巴管，穿过胸大肌和胸小肌，注入胸肌间淋巴结。⑤乳房内侧部的浅淋巴管与对侧乳房淋巴管交通。⑥乳房内下部的淋巴管注入膈上淋巴结前组，并通过腹壁及膈下的淋巴管与肝淋巴管吻合。

8. 法洛五联症涉及的解剖畸形有哪些？

除法洛四联症的 4 种畸形：①主动脉右位，即主动脉骑跨于左、右心室的上方；②室间隔缺损，多为高位缺损（上腔静脉型）；③肺动脉狭窄，大多数为动脉圆锥（漏斗部）狭窄，由肌层增厚造成；④右心室肥大，继发于肺动脉狭窄和右心室负荷增大外，尚伴有其他畸形，如卵圆孔未闭或房间隔缺损，则称为法洛五联征，临床表现与法洛四联症相似。

9. 什么是锁骨下窝？

锁骨下窝是锁骨中、外侧 1/3 段交界处下方的凹陷，在窝内锁骨下方一横指处，可摸到肩胛骨喙突，该窝深处有腋血管和臂丛通过。

10. 什么是主动脉缩窄？

主动脉缩窄是较常见的先天性血管畸形，多见于男性，男、女性比例 4：1～5：1。主动脉发生局限狭窄（缩窄）的部位，绝大多数位于主动脉弓的左锁骨下动脉开口处的远端，靠近动脉导管连接处。

11. 艾森门格综合征的解剖特征如何？

艾森门格综合征为右向左分流类，有 3 个基本特征：室间隔缺损、主动脉右位和右心室肥大，肺动脉口正常或扩大，本病与法洛四联症不同之处在于并无肺动脉口狭窄。

12. 什么是肺动脉瓣狭窄？

肺动脉瓣狭窄为无分流类，占先天性心脏病 10%～20%。肺动脉口狭窄可发生于肺动脉瓣、肺动脉干或右心室漏斗部，其中以瓣膜狭窄最常见，约占 85%。由于肺动脉瓣狭窄使血液自右心室排出受阻，造成右心室收缩期负荷加重，右心室压力增高，导致右心室肥厚。

13. 法洛三联症涉及哪些解剖畸形？

肺动脉瓣狭窄伴有房间隔缺损（或卵圆孔未闭）和右心室肥大称为法洛三联症。

第四章

14. 锁胸筋膜的位置在哪里？有哪些结构穿过锁胸筋膜？

胸部深筋膜的深层位于胸大肌深面，上方包裹锁骨下肌，下方包被胸小肌，位于喙突、锁骨下肌与胸小肌上缘的深筋膜称锁胸筋膜，胸内、外侧神经和胸肩峰动、静脉的分支穿出该筋膜至胸大、小肌，头静脉和淋巴管穿经此筋膜入腋腔。

15. 什么是肺循环？

血液自右心室射出，依次经肺动脉干、肺动脉及其各级分支、肺泡壁毛细血管网、各级肺静脉属支和 4 条肺静脉主干反流回左心房的循环。肺循环的路程较短，仅通过肺，主要功能是实现血液与肺泡腔的气体交换，使静脉血变为含氧饱和的动脉血。

16. 什么是体循环？

血液自左心室射出，依次经主动脉及其各级分支、全身毛细血管、小静脉、各级中静脉和上、下腔静脉及冠状窦反流回右心房的循环。主要功能是实现血液与全身组织、细胞的物质和气体交换，以富含氧和营养的血液滋养全身各部，将其代谢产物运回心。此循环的路程较长，流经范围广。

17. 肋间血管的来源是哪里？

第1～第2肋间隙的动脉来自锁骨下动脉的肋颈干，第3～第11肋间隙的动脉来自肋间后动脉，肋间后动脉和肋下动脉均由胸主动脉发出，与同名静脉和肋间神经伴行于肋间隙内。

18. 肋间血管和神经的排列顺序有什么特点？

在肋角附近，肋间血管和神经各分为上、下支，下支较小，沿下位肋骨上缘前行，上支较大，沿肋沟前行。肋间后血管和肋间神经在肋角内侧的排列顺序不恒定。在肋角前方，三者排列顺序自上而下为静脉、动脉和神经。肋间后动脉的上、下支在肋间隙前部与胸廓内动脉的肋间前支吻合，在每一肋间隙形成动脉环，分支营养胸壁皮肤、肌及乳房。

19. 肋间神经的来源是什么？

肋间神经主要来源于12对胸神经前支。其中除第1胸神经前支和第12胸神经前支分别有部分纤维参与组成臂丛和腰丛外，其余的均独立经行于相应的肋间隙，称肋间神经。第12胸神经前支行于第12肋下，称肋下神经。

20. 肋间神经的经行特点是什么？

肋间神经出椎间孔后，最初走行于肋间内膜和胸膜壁层之间的结缔组织内，至肋角向前，贴近肋沟，列于肋间后血管下方，走行于肋间最内肌和肋间内肌之间。在腋前线前方又居肋间内肌与胸膜之间，并离开肋沟，行于肋间隙的中间，并在腋前线附近发出外侧皮支。第2肋间神经的外侧皮支较粗大，横过腋窝至上臂内侧，称为肋间臂神经。

21. 肋间神经的分布范围是什么？

第2肋间神经的外侧皮支（肋间臂神经），分布于腋窝和臂内侧皮肤，乳癌根治术应注意保护。第1～第6对肋间神经分布于胸壁皮肤、浅筋膜、肋间肌、胸横肌和壁胸膜。第7～第11对肋间神经和肋下神经除分布于胸壁外，还分布于腹壁的肌肉和皮肤。

22. 肋间神经的皮支，在胸、腹壁皮肤的分布特点是什么？

肋间神经的皮支，在胸、腹壁皮肤的分布呈明显节段性。其自上而下按神经序数排列,呈环形条带状,第 2 肋间神经分布于胸骨角平面,第 4 肋间神经分布于乳头平面,第 6 肋间神经分布于剑突平面,第 8 肋间神经分布于肋弓平面,第 10 肋间神经分布于脐平面,第 12 肋下神经分布于脐与耻骨联合上缘连线的中点平面,也平髂前上棘。

23. 肋间神经皮支在胸、腹壁皮肤节段性分布的特点具有什么临床意义?

　　肋间神经的皮支,在胸、腹壁皮肤的分布呈明显节段性,对确定硬膜外麻醉的范围,以及对神经系统一些疾病的定位诊断,有十分重要的意义。各相邻皮神经的分布互相重叠,阻滞或损伤一条神经,其分布区感觉减退,但并不完全丧失;只有当相邻两条肋间神经同时受损,才会出现这两条神经的共同支配区的感觉丧失。

24. 临床上在超声引导下进行肋间神经阻滞的途径有哪些?

　　肋间神经阻滞常用于肋间神经痛、胸部手术后痛、腹部手术后痛、肋骨骨折疼痛等痛症的治疗。根据肋间神经在肋间隙的经行特点,常用的阻滞途径有:在竖脊肌外侧缘距后正中线 8cm 左右进针,可阻滞整条肋间神经;在腋前线进针,只能阻滞远段 1/3。操作时自肋骨下缘进针,在超声引导下针尖稍向上方刺到肋骨骨面,然后改变方向使针尖沿肋骨下缘滑过,再进 0.2~0.3cm 即到注药处,穿刺时须谨防刺破胸膜引起气胸。

25. 临床常选择什么部位进行胸膜腔穿刺? 为什么?

　　根据肋间血管神经的行程,常在超声引导下,经肩胛线或腋后线第 7、第 8 肋间隙中部作胸膜腔穿刺,以免损伤肋间血管神经。因为:①肋膈隐窝后部较深,易抽液;②此处深而远离肺下缘,不会损伤肺;③肋间后血管和肋间神经本干行于肋沟内,下支沿下位肋上缘前行,不会被伤及。胸膜腔穿刺经过的层次由浅入深为:皮肤→浅筋膜→胸壁肌→肋间肌→胸内筋膜→壁胸膜→胸膜腔。

26. 胸廓内动脉的起止、经行和分支分布是什么?

　　胸廓内动脉为锁骨下动脉的分支,向下经胸廓上口入胸腔,贴第 1~第 6 肋软骨后面,沿胸骨外侧缘约 1.25cm 下降,在平第 1 肋高度发出心包膈动脉,分布于心包和膈,至第 6 肋间隙处分为两终支:一条是腹壁上动脉,下行入腹直肌鞘;另一条是肌膈动脉,分布于下位肋间隙和膈前部分,以及腹前外侧壁肌。

第四章

27. 什么是胸内筋膜？

胸内筋膜是衬在胸壁内面的一层菲薄而又致密的结缔组织膜,贴附于肋和肋间肌内面,厚薄不一,脊柱两侧较薄。胸内筋膜与壁胸膜之间有疏松结缔组织,在脊柱两旁较发达,易于分离。

28. 什么是膈？膈的功能是什么？

膈为向上膨隆的薄扁肌,呈穹隆形,介于胸腔与腹腔之间,构成胸腔的底和腹腔的顶。膈为主要的呼吸肌,收缩时以助吸气;松弛时,以助呼气。膈与腹肌同时收缩,则能增加腹压,协助排便、呕吐、咳嗽、喷嚏及分娩等活动。

29. 膈可以分成哪几个部分？

膈的中央为腱性部分,称中心腱。周围为肌性部分,起自胸廓下口的周围和腰椎前面,根据肌纤维起始部不同分为胸骨部、肋部和腰部。胸骨部起自胸骨剑突的后面,肋部起自下 6 对肋骨和肋软骨内面,腰部内侧以左、右膈脚起自上 2～3 个腰椎体的侧面,外侧份起自内、外侧弓状韧带。内侧弓状韧带位于 L_1、L_2 椎体侧面和 L_1 横突之间,外侧弓状韧带位于 L_1 横突与第 12 肋之间的腱弓。

30. 什么是膈的薄弱区？这些薄弱区有什么临床意义？

在膈的起始处,各部之间缺乏肌纤维,上面覆以膈上筋膜和膈胸膜,下面覆以膈下筋膜和腹膜,常形成三角形小裂隙,是膈的薄弱区。在胸骨部与肋部起点之间的小裂隙称胸肋三角。位于膈的腰部与肋部起点之间的小裂隙称腰肋三角。腹腔脏器有可能经此三角突入胸腔,形成膈疝。肾的上端遮盖着腰肋三角,故肾的感染,可经此三角蔓延至胸腔;反之,胸腔的感染也可经此三角蔓延到肾。三角的后方是肋膈隐窝,故肾的手术应注意保护胸膜。

31. 膈有哪些裂孔？这些裂孔有什么临床意义？

膈有 3 个裂孔：主动脉裂孔位于左、右两个膈脚与脊柱之间,平对第 12 胸椎体,有主动脉和胸导管通过;食管裂孔位于主动脉裂孔的左前上方,约平第 10 胸椎体,有食管和迷走神经前、后干通过,此裂孔是膈疝好发部位之一;腔静脉孔位于食管裂孔的右前上方的中心腱内,约平第 8 胸椎体,有下腔静脉通过。膈除了有上述结构通过外,还有腰升静脉和内脏大、小神经及交感干等穿过膈脚。

32. 膈的血液供应主要来源于什么血管？

膈的血液供应非常丰富，主要来自膈上、下动脉和心包膈动脉、肌膈动脉、肋间后动脉。它们在膈内广泛吻合。静脉与动脉伴行，最终分别注入上、下腔静脉。

33. 膈的淋巴主要经过哪些途径回流？

膈的淋巴注入膈上淋巴结和膈下淋巴结。膈上淋巴结位于膈的上面，分为三组，收纳膈、心包下部和肝上面的淋巴管，其输出管注入胸骨旁淋巴结和纵隔后淋巴结。膈下淋巴结在膈的下面，沿膈下动脉排列，收纳膈下面后部的淋巴管、其输出淋巴管注入膈上前淋巴结。

34. 支配膈的是什么神经？

膈由膈神经支配。膈神经是颈丛的分支，由 $C_3 \sim C_5$ 神经前支组成，在前斜角肌前方下降，在锁骨下动脉、静脉之间经胸廓上口进入胸腔，与心包膈血管伴行，经肺根前方，在心包与纵隔胸膜之间下行达膈肌。膈神经是混合性神经，其运动纤维支配膈肌，感觉纤维分布于胸膜、心包和膈下中央部腹膜，右膈神经尚有纤维至肝上面和胆囊。

35. 什么是胸膜？

胸膜是被覆于胸壁内面、膈上面、纵隔两侧面以及肺表面等处的一薄层浆膜。可分为脏胸膜和壁胸膜两层，被覆于肺表面的胸膜，称脏胸膜或肺胸膜，覆于胸壁内面、膈上面与纵隔侧面的称壁胸膜。

36. 什么是胸膜腔？

脏胸膜与壁胸膜在肺根处相互移行，形成胸膜腔。胸膜腔内的压力，无论吸气或呼气时，总是低于外界大气压，故呈负压。由于胸膜腔内是负压，脏胸膜与壁胸膜相互贴在一起，所以胸膜腔实际上是两个潜在性的腔隙，在积气或积液时才形成明显的腔隙。左、右各一，密闭。内含少量浆液，可减少呼吸时脏、壁胸膜之间的摩擦。

37. 壁胸膜可以分成哪几个部分？

壁胸膜按其所衬覆的部位可分为四部分。肋胸膜：衬覆于肋骨、胸骨、肋间肌、胸横肌及胸内筋膜等诸结构内面的浆膜。其前缘位于胸骨后方，后缘达脊柱两侧,下缘以锐角返折移行为膈胸膜,上部移行为胸膜顶。膈胸膜:覆盖于膈的上面。纵隔胸膜:衬贴在纵隔的两侧面部分。胸膜顶:肋胸膜与纵隔胸膜上延至胸廓上口平面以上,形成穹隆状的胸膜顶或颈胸膜,覆盖于肺尖上方。

38. 各部分壁胸膜的解剖学特点是什么? 具有什么临床意义?

肋胸膜:由于肋胸膜与肋骨和肋间肌之间有胸内筋膜存在,故较易剥离。膈胸膜:与膈紧密相贴,不易剥离。纵隔胸膜:中部包裹肺根移行于脏胸膜,此移行部在肺根下方,前、后两层胸膜重叠,连于纵隔外侧面与肺内侧面之间,称肺韧带。胸膜顶突出胸廓上口,伸向颈根部,高出锁骨内侧 1/3 段上方约 2.5cm。在颈根部施行臂丛阻滞麻醉时,不应在锁骨内侧 1/3 上方进行,以避免发生气胸。

39. 什么是胸膜隐窝?

在有些部位壁胸膜相互移行转折之处的胸膜腔,即使在深吸气时,肺缘也不能充满此腔隙,胸膜腔的这一部分称胸膜隐窝。

40. 什么是肋膈隐窝?

肋膈隐窝是在胸膜腔下部,肋胸膜与膈胸膜相互转折处形成的半环形间隙。肋膈隐窝是胸膜腔的最低部位,胸膜腔积液首先聚积于此。肋膈隐窝的深度一般可达 2 个肋及肋间隙。深吸气时,肺下缘也不能充满此隐窝。

41. 什么是肋纵隔隐窝?

肋纵隔隐窝是在肺前缘的前方覆盖心表面的纵隔胸膜与肋胸膜转折之处的间隙,肺前缘未能伸入。因左肺前缘有心切迹,所以左侧肋纵隔隐窝较大。

42. 什么是膈纵隔隐窝?

膈纵隔隐窝位于膈胸膜与纵隔胸膜之间,因心尖向左侧突出而形成,故该隐窝仅存在于左侧胸膜腔。

43. 什么是胸膜返折线的体表投影?

是指壁胸膜各部相互转折之处形成的返折线在体表的投影,其中以前界和下界较有实用意义。胸膜返折线在体表的投影位置,标志着胸膜腔的范围。

44. 临床进行心包穿刺术为什么选择左剑肋角？

在第 4 胸肋关节平面以下，两侧胸膜前返折线之间的区域，称心包（裸）区。此区心包前方无胸膜遮盖，且正对左剑肋角。因此，临床进行心包穿刺术常选择在左剑肋角处。从左剑肋角进针，只需经过膈，即可较安全的将针刺入心包的最低处，即心包前下窦。

45. 临床心内注射为什么选择在胸骨左缘第 4 肋间隙处进行？

心包前下窦是心包的最低处，位于胸骨体下份的左半和左第 4～第 6 肋软骨后方，故在胸骨左缘第 4 肋间隙处进行心内注射急救药物，一般不会伤及胸膜和肺。

46. 胸膜返折线下界的体表投影是什么？

肋胸膜转折为膈胸膜的返折线为胸膜返折线的下界。下界在右侧起自第 6 胸肋关节后方，左侧起自第 6 肋软骨后方，两侧均行向下外方，在锁骨中线与第 8 肋相交，在腋中线与第 10 肋相交并转向后内侧，肩胛线与第 2 肋相交，最后在椎体外侧终于第 12 肋的肋颈下方。在右侧由于受肝的影响，膈的位置较高，所以右侧胸膜下界常略高于左侧。

47. 幼儿和成人肺的颜色有什么不同？

肺表面为脏胸膜所被覆，光滑润泽。透过脏胸膜可见许多多边形的小区，即肺小叶的轮廓。肺的颜色随年龄、职业的不同而有不同，幼儿肺新鲜呈淡红色，随着年龄的增长，由于吸入空气中的尘埃的沉积，肺的颜色逐步变为灰暗或蓝黑色。

48. 法医学如何鉴别生前死亡或生后死亡的胎儿？

正常肺组织柔软，富有弹性。由于肺内小支气管及肺泡内含有大量空气，故能浮于水面，而未经呼吸的肺，入水则下沉。法医学常借此鉴别生前死亡或生后死亡的胎儿。

49. 肺的形态具有什么特点？

肺呈半圆锥形，有一尖、一底、二面、三缘。肺尖圆钝，经胸廓上口突至颈根，超出锁骨内侧 1/3 段上方 2.5cm。肺底又称膈面，与膈相邻，稍向上方凹。肋面圆突而广阔，邻接肋和肋间肌。内侧面亦称纵隔面，朝向纵隔。肺的前缘和下缘薄锐，后缘圆钝。

50. 如何区分左右肺？

　　左肺由斜裂分为上、下两叶，此裂自后上斜向前下，分隔到内侧面。右肺由斜裂和水平裂划分为上叶、中叶和下叶。左肺有时可见 3 叶，右肺可有 5 叶。

51. 什么是肺门？

　　肺门为肺纵隔面中部凹陷处，是主支气管、肺动脉、肺静脉、支气管动脉、支气管静脉、淋巴管和神经等出入的部位，临床上称为第一肺门。各肺叶支气管、动脉、静脉进出肺叶之处称为第二肺门。

52. 什么是肺根？

　　进出肺门的结构被结缔组织包成一束，称为肺根。肺根内重要结构的排列自前向后依次为上肺静脉、肺动脉、主支气管和下肺静脉。自上而下，左肺根依次为左肺动脉、左主支气管、左上肺静脉和左下肺静脉；右肺根为右肺上叶支气管、右肺动脉、中间支气管、右上肺静脉和右下肺静脉。

53. 临床在肺根部位实施手术时，需注意避免损伤什么结构？

　　肺根周围邻接血管、神经等结构。左肺根前邻左膈神经及心包膈血管，后有胸主动脉和左迷走神经，上为主动脉弓及左喉返神经，下有左肺韧带；右肺根前邻上腔静脉、右心房、右膈神经和心包膈血管，后有右迷走神经和奇静脉，上为奇静脉弓，下有右肺韧带。

54. 为什么临床可以肺段为单位进行定位诊断，并使手术局限化？

　　每一肺段支气管及其所属的肺组织，合称为支气管肺段。肺动脉分支与支气管的分支相伴行进入肺段，肺静脉的属支位于两肺段之间。相邻的肺段之间还有少许疏松结缔组织相分隔。各肺段略呈圆锥形，尖端朝向肺门，底部在肺表面。当肺段支气管阻塞时，此段的空气出入被阻。综上，肺段的结构和功能有相对的独立性。因此，临床可以肺段为单位进行定位诊断，如确定病变仅局限在某肺段之内，可仅作该肺段的切除，使手术局限化。

55. 与其他脏器相比，肺的血管具有什么特点？

　　肺具有两套血管系统，一是组成肺循环的肺动脉及肺静脉，负责气体交换，是肺的功能性血管；一是参与体循环的支气管动、静脉，供给氧气和营养物质，属肺的营养性血管。

56. 什么是肺动脉?

肺动脉起自肺动脉干,肺动脉干由右心室发出,经左主支气管前方向左后上行,至主动脉弓下方分为左、右肺动脉。右肺动脉较长,在升主动脉和上腔静脉的后方,奇静脉弓的下方进肺门。左肺动脉较短,横过胸主动脉前方弯向左上,经左主支气管前上方进左肺门。左、右肺动脉在肺内随支气管反复分支,最后形成毛细血管网,包绕在肺泡壁上。

57. 肺癌淋巴转移的途径有哪些?

肺的淋巴管甚为丰富,分为浅、深两组。浅组淋巴管在肺胸膜深面,收纳脏胸膜深面的淋巴,汇入支气管肺淋巴结。深组淋巴管在肺组织内,收纳肺内支气管、肺血管壁及结缔组织的淋巴,最后注入支气管肺淋巴结。

58. 支配肺的神经来源和功能分别是什么?

肺的神经来自迷走神经和胸交感干的分支。它们在肺根的前、后方组成肺丛,两丛的分支随支气管分支进入肺组织。分布于支气管的平滑肌、腺体和血管。交感神经兴奋时,支气管平滑肌松弛,腺体分泌减少,血管收缩。迷走神经兴奋时则相反。内脏感觉纤维分布于肺泡、各级支气管的黏膜及脏胸膜。

59. 临床实施胸膜腔穿刺时,为避免损伤肺,需明确肺的下界位于什么部位?

肺尖部和肺前缘的体表投影与胸膜顶和胸膜前界投影基本一致。但肺下界的投影线较胸膜下界高出约两个肋的距离,即在锁骨中线与第 6 肋相交,在腋中线与第 8 肋相交,在肩胛线与第 10 肋相交,最后在脊柱侧方终止于 T_{10} 棘突平面。

60. 什么是纵隔? 纵隔的位置与境界是什么?

纵隔是左、右侧纵隔胸膜之间所有器官、结构和结缔组织的总称。纵隔位于胸腔的正中偏左,前界为胸骨,后界为脊柱胸段,两侧为纵隔胸膜,向上到达胸廓上口,向下至膈。当发生气胸时,可导致纵隔移位或摆动。

61. 临床上为准确描述胸部器官和结构的位置,将纵隔分为哪些部分?

第一为三分法:以气管、气管杈前壁和心包后壁的额状面为界分为前、后纵隔,前纵隔又以胸骨角平面为界分为上、下纵隔。第二为四分法:通常以胸骨角平面(平对 T_4 下缘)将纵隔分为上、下纵隔,下纵隔又以心包为界分为前纵隔、中纵隔和后纵隔。

62. 上纵隔内容纳哪些器官和结构?

上纵隔自前向后分为 3 层,前层主要有胸腺或胸腺残余、上腔静脉和左、右头臂静脉;中层主要有主动脉弓及其三大分支、膈神经和迷走神经;后层主要有气管、食管、左喉返神经和胸导管等。

63. 前纵隔内容纳哪些器官和结构?

前纵隔位于胸骨与心包之间,内有胸腺的下部、部分纵隔前淋巴结和疏松结缔组织等。

64. 中纵隔内容纳哪些器官和结构?

中纵隔位于前、后纵隔之间,内有心包、心及出入心的大血管根部、奇静脉、半奇静脉、迷走神经、胸交感干和淋巴结等。

65. 后纵隔内容纳哪些器官和结构?

后纵隔位于心包与脊柱之间,气管杈和左、右主支气管占据后纵隔上部的前份;食管和神经丛自气管杈以下居后纵隔的前部,紧贴心包的后壁;胸主动脉位于食管的后方,两侧为奇静脉和半奇静脉,再向后方为胸交感干;胸导管位于胸主动脉与奇静脉之间;食管和胸主动脉周围有纵隔后淋巴结。

66. 胸腺的位置和发育特征是什么? 临床胸腺肿大可压迫什么结构?

胸腺位于上纵隔的前层,气管与胸骨之间。上端到达胸廓上口,甚至伸入颈部;下端至前纵隔和心包的前方。儿童的胸腺较发达,分为左、右叶,呈锥体状,表面包裹有结缔组织被囊。青春期以后,胸腺退化萎缩,被脂肪组织代替成为胸腺残余。当胸腺肿大时,可压迫邻近的头臂静脉、主动脉弓和气管等结构。

67. 临床实施上腔静脉穿刺时,需明确上腔静脉的经行特征是什么?

上腔静脉长 5~7cm,位于上纵隔的前部,在右侧第 1 胸肋结合处由左、右头臂静脉汇合形成,沿升主动脉右侧下行,至第 3 胸肋关节处注入右房。上腔静脉在注入右心房之前,有奇静脉自后方呈弓形向前方跨越右肺根注入。右膈神经沿上腔静脉的右侧下行。

68. 临床实施头臂静脉穿刺时,需明确头臂静脉的经行特征是什么?

头臂静脉左、右各一,由锁骨下静脉和颈内静脉在胸锁关节后方汇合形成。左侧长 6~7cm,位于胸骨柄的后方,斜向右下方越过主动脉三大分支的前方;右侧长 2~3cm,后方有右迷走神经走行。

69. 主动脉弓的经行特点是什么? 为什么给小儿施行气管切开术时应注意主动脉弓的位置?

主动脉弓在右侧第 2 胸肋关节处续接升主动脉,呈弓形弯向左后方,跨越左肺根,至 T_4 下缘的左侧延续为胸主动脉。其移行处的管径略窄,称主动脉峡,平对 T_3。主动脉弓的上缘平对胸骨柄中份,下缘平对胸骨角或稍上方。小儿的主动脉弓位置较高,可达胸骨柄上缘,故给小儿施行气管切开术时应予以注意。

70. 主动脉弓的主要分支是什么? 心脏手术时需注意主动脉弓毗邻结构有哪些?

主动脉弓的上缘自右向左发出头臂干、左颈总动脉和左锁骨下动脉三大分支,主动脉弓的左前方有左侧的纵隔胸膜、肺、膈神经、心包膈血管和迷走神经等,左膈神经自后外侧向前内侧下行;下方有肺动脉、动脉韧带、左喉返神经、左主支气管和心浅丛;右后方依次有气管、食管、左喉返神经、胸导管和心深丛。

71. 如何判断气管胸部的位置?

气管胸部位于上纵隔的中央,上端在颈静脉切迹平面接续气管颈部,下端在胸骨角平面分为左、右主支气管,其分叉处称为气管杈,内面的下缘形成向上凸起的气管隆嵴,是气管镜检时辨认左、右主支气管起点处的标志。

72. 胸部手术时需注意气管胸部毗邻结构是什么?

气管胸部的前方与胸骨柄、胸腺、左头臂静脉、主动脉弓及其三大分支、心丛等毗邻,在小儿的气管与胸骨柄之间尚有较发达的胸腺充填;气管的后方邻接食管;左侧与主动脉弓、左颈总动脉、左锁骨下动脉和左喉返神经相邻;右侧有右头臂静脉、上腔静脉、奇静脉和右迷走神经等结构。

73. 从主支气管的特点分析为什么气管内异物多坠入右主支气管?

左主支气管平均长度 4.7cm,内腔横径 1.1cm,其下缘与气管中线的夹角 40°~50°。右主支气管粗短且陡直,平均长度约 2.0cm,内腔横径 1.5cm,其下缘与气管中线的夹角 25°~30°,气管内异物多坠入右主支气管。

74. 为什么右主支气管插管比左主支气管插管容易阻塞肺上叶支气管的开口?

左肺上叶支气管的开口距气管隆嵴较远,故左主支气管插管时较少阻塞其开口,且易固定。右肺上叶支气管的开口距气管隆嵴较近,若右主支气管插管稍深,可能阻塞右肺上叶支气管的开口而导致右肺上叶萎缩。因此施行右主支气管插管时,须调整好导管的位置,以确保右肺上叶呼吸音的存在。

75. 气管胸部的体表投影是什么?

气管胸部自颈静脉切迹的中点处向下,至胸骨角处居中线稍右侧。右主支气管自气管下端向右下方,至右侧第 3 肋软骨的胸骨端;左主支气管自气管下端向左下方,至第 3 肋软骨距中线 3.5cm 处。

76. 什么是心包?

心包包裹于心及出入心的大血管根部,分为外层的纤维心包和内层的浆膜心包。纤维心包坚韧而缺乏伸展性,与膈的中心腱相连,向上方与出入心的大血管外膜相续,当心包腔积液时,心可由于腔内压力升高而受压迫。浆膜心包分为脏、壁两层,壁层与纤维心包紧密愈着,在出入心的大血管根部移行为脏层,即心外膜。

77. 什么是心包腔和心包窦?

心包腔为浆膜心包脏、壁层之间狭窄而密闭的腔隙。在心包腔内,浆膜心包的脏、壁层转折移行处形成的腔隙称为心包窦。

78. 什么是心包横窦? 它有什么临床意义?

心包横窦是位于升主动脉、肺动脉和上腔静脉、左心房之间的心包腔部分,此处是心血管手术阻断血流的部位。

79. 什么是心包斜窦? 它有什么临床意义?

心包斜窦是位于两侧上、下肺静脉和下腔静脉、左心房后壁与心包后壁之间的部分,心包积液常积聚于此处不易引流。

80. 什么是心包前下窦？它有什么临床意义？

　　心包前下窦是浆膜心包壁层的前部与下部移行处,深 1～2cm,为心包腔穿刺抽液的适宜部位。

81. 什么是心包裸区？它有什么临床意义？

　　心包前壁借胸膜与胸骨、肋软骨相邻,但在第 4 肋软骨以下的胸膜前界形成心包三角,使心包直接与左侧第 4～第 6 肋软骨前端相贴,此区域称为心包裸区,可经此部位进行心包穿刺,注射急救药物。

82. 心底处有哪些出入心的大血管？

　　心包内靠近心底处有出入心的大血管,升主动脉居中,其左前方为肺动脉干,右侧有上腔静脉,右后下方有下腔静脉。右上、下肺静脉位于右心房和上腔静脉的后方,左上、下肺静脉在胸主动脉的前方向内侧走行,汇入左心房。

83. 什么是食管胸部？

　　食管胸部长约 18cm,占食管全长的 7/10,可分为三段。上段自食管起始处至主动脉弓上缘,中段自主动脉弓上缘至左下肺静脉下缘,下段自左下肺静脉下缘至膈的食管裂孔。

84. 食管胸部有哪些生理性狭窄？它有什么临床意义？

　　食管胸部有 2 个生理性狭窄:一个为左主支气管跨越食管处;另一个是膈的食管裂孔处,是异物易滞留处,也是食管癌的好发部位,左心房扩大可压迫食管,食管钡餐造影时可出现明显的食管压迹。

85. 为什么肝门静脉高压时,可出现食管静脉曲张？

　　分布于食管胸部的动脉除直接来自胸主动脉发出的食管支外,还有肋间后动脉和支气管动脉,下段的血供来自胃左动脉。静脉与动脉相伴行,大部分注入奇静脉、半奇静脉和副半奇静脉;食管胸部下段的静脉除注入奇静脉外,尚有一部分注入胃左静脉,再进入肝门静脉系。因此,当肝门静脉高压时,食管静脉丛便成为肝门静脉侧支循环的路径之一,可出现食管静脉曲张,甚至破裂出血。

86. 什么是胸导管？其起止和经行是什么？

胸导管是全身最粗大的淋巴管,全长 30～40cm,可分为腹部、胸部和颈部。胸导管腹部起自乳糜池,经主动脉裂孔进入后纵隔延续为胸导管胸部。胸导管胸部在食管后方、胸主动脉与奇静脉之间上行。在 T_4、T_5 平面略向左斜行,沿食管左缘,紧贴左纵隔胸膜上升,经胸廓上口至颈根部左侧,与胸导管颈部相续。胸导管颈部平第 7 颈椎椎体弯向前上方,注入左静脉角。

87. 为什么胸导管胸部的上段损伤时,可发生左侧乳糜胸；下段损伤则导致右侧乳糜胸？

在上纵隔内,胸导管的前方有左颈总动脉,后方为脊柱,左侧有左锁骨下动脉和纵隔胸膜,右侧有奇静脉；在后纵隔内,胸导管的前方有食管,后方有右肋间后动脉和脊柱,左侧有胸主动脉,右侧有奇静脉和纵隔胸膜。胸导管胸部的下段与右纵隔胸膜相邻,上段与左纵隔胸膜相邻。因此,胸导管胸部的上段损伤时,可发生左侧乳糜胸；下段损伤则导致右侧乳糜胸。

88. 什么是心传导系？

心传导系由特殊的心肌细胞构成,包括窦房结、结间束、房室结、房室束和左、右束支及 Purkinje 纤维等,主要功能是产生冲动和维持心的正常节律,并使心房收缩与心室收缩保持协调。

89. 什么是窦房结？

窦房结略呈长椭圆形,位于上腔静脉与右心房交界处的界沟上部的心外膜深面,大小 15mm×5mm×1.5mm,是心的正常起搏点,每分钟发出 60～100 次激动。窦房结由窦房结支供血。窦房结支自起始部起,经心房壁至上腔静脉口处纵贯窦房结。窦房结主要由右侧交感神经和迷走神经支配。

90. 什么是结间束？

结间束一般认为有 3 条：①前结间束,自窦房结左上端发出,向左走行,一部分进入左心房,称为房间束；另一部分经房间隔进入房室结上缘；②中结间束,从窦房结后缘发出,向右绕上腔静脉口,下行经卵圆窝前方止于房室结上缘；③后结间束,从窦房结下端发出,绕下腔静脉口的前方进入房室结上部后缘。

91. 什么是房室结?

房室结呈扁椭圆形,位于右心房 Koch 三角的心内膜深面,大小 8mm×4mm×1mm,其前端发出房室束。主要功能是将窦房结传来的兴奋发生短暂延搁再传向心室,保证心房收缩后心室再开始收缩。房室结主要由房室结支供血。房室结主要由左侧交感神经和迷走神经支配。

92. 什么是房室束?

房室束又称希氏(His)束,起自房室结的前下端,穿中心纤维体(即右纤维三角),经室间隔膜部的后下缘到达室间隔肌部的上缘,分为左、右束支。房室束由房室结动脉和室间隔动脉供血。

93. 心的血液供应是什么?

心的血液供应来自冠状动脉,绝大部分静脉血通过冠状窦回流至右心房。心的血液循环称为冠状循环。心的动脉主要有左、右冠状动脉,左冠状动脉口的位置较右冠状动脉口高 2～4mm,距主动脉窦底 14～18mm。

94. 什么是左冠状动脉?

左冠状动脉起自左主动脉窦,稍粗于右冠状动脉,走行于肺动脉与左心耳之间。主要分支有前室间支和旋支。有时在两者之间的夹角处发出对角支。前室间支又称为前降支,在前室间沟内下行,多数绕心尖至膈面,终于后室间沟下 1/3。旋支较前室间支细小,走行于冠状沟内。

95. 什么是右冠状动脉?

右冠状动脉起自右主动脉窦,经肺动脉与右心耳之间,走行于右冠状沟内。右冠状动脉在膈面的终止处不确定,多数终止于房室交点与心左缘之间。主要分支有后室间支、心室支和心房支。后室间支又称为后降支,在后室间沟内下行。多数终止于后室间沟的下 1/3 处。心室支主要分布于右心室前壁、右心室后壁、心右缘和动脉圆锥。心房支分布于右心房。

96. 冠状动脉的类型是什么?

根据左、右冠状动脉在心的膈面分布区分为三型:①右优势型:右冠状动脉在膈面除发出后室间支外,还有分支分布于整个右心室膈面和部分或整个左心室膈面;②均衡型:左、右心室的膈面均由本侧冠状动脉供应,后室间支为右或左冠状动脉的终末分支,或同时来自左、右冠状动脉;③左优势型:左冠状动脉分支除分布于左室膈面外,还分出后室间支,甚至分布于右心室膈面的一部分。

97. 什么是动脉导管未闭?

动脉导管为胎儿时期肺动脉与主动脉弓相连接的血管,是胎儿血液循环的重要通路。80％婴儿出生后 3 个月即自行关闭而形成动脉韧带,如不闭合则称为动脉导管未闭。在单纯的动脉导管未闭时,主动脉压力高于肺动脉压力,血液不断从主动脉经动脉导管流入肺动脉,形成左向右分流,造成右心室肥大。手术常在气管内麻醉下进行降压,施行动脉导管结扎或切断。

98. 什么是房间隔缺损?

在出生时,由于左心房压力升高使卵圆孔发生生理性闭合。房间隔缺损有各种不同的解剖类型,可分为原发孔型、继发孔型、冠状窦型、下腔静脉型、上腔静脉型(高位缺损)和房间隔的完全缺失。正常情况下的左心房压力高于右心房,当房间隔缺损时,左心房内的血液反流入右心房,形成左向右分流。分流量的大小取决于缺损口的大小,分流量较大时则右心负荷过重,导致右心房、右心室扩大。

99. 什么是室间隔缺损?

室间隔缺损可分为 2 种类型:①缺损位于室间隔的肌部,位置较低,缺损较小,较少见,称为低位室间隔缺损;②缺损位于室间隔的膜部,位置较高,缺损较大,较多见,称为高位室间隔缺损,根据缺损位置又可分为室上嵴上、下缺损和隔侧瓣后缺损。正常左心室的压力大于右心室,较小的缺损,右心室压力不会增高;较大的缺损,左向右分流相应增大,右心室压力增高,同时左心室也需要维持周围循环足够的血液而增加负担,因此左、右心室均大。

100. 什么是法洛四联症?

法洛四联症有 4 个基本特征:①主动脉右位,即主动脉骑跨于左、右心室的上方;②室间隔缺损,多为高位缺损(上腔静脉型);③肺动脉狭窄,大多数为动脉圆锥(漏斗部)狭窄,由肌层增厚造成;④右室肥大,继发于肺动脉狭窄和右室负荷增大。法洛四联症对血液循环的影响较大,由于肺动脉狭窄,使肺循环阻力增加,右心室压力增高,部分右心室的血液通过室间隔缺损处分流至左心室,出现发绀。

101. 胸膜前界的位置在哪里?

　　肋胸膜转折为纵隔胸膜的返折线,形成胸膜返折线的前界。两侧均起自锁骨中、内侧 1/3 交界处上方 2～3cm 处的胸膜顶,向内下斜行,经胸锁关节后方至第 2 胸肋关节水平,两侧互相靠拢,在中线稍左垂直下行。右侧者在第 6 胸肋关节处越过剑肋角与胸膜下界相移行,移行于胸膜下返折线;左侧返折线在第 4 胸肋关节处弯转向外下,沿胸骨侧缘外侧 2～2.5cm 的距离向下行,至第 6 肋软骨后方移行于胸膜下返折线。

(王红军)

第五章

气管插管通道的应用解剖

1. 气管插管通道的解剖学基础是什么?

　　气管插管是指将特制的导管先通过口或鼻最后插入气管内,其解剖学基础则是口、鼻、咽、喉和气管。通过口进行的气管插管称为经口气管插管,通过鼻进行的气管插管称为经鼻气管插管。

2. 气管插管有何临床应用?

　　气管插管不仅是麻醉科最基本的麻醉气道管理手段,而且还应用于气管梗阻、呼吸困难的治疗及危重患者的复苏处理等。

3. 口腔可以分为哪几个部分?

　　口腔是消化道的起始部,特殊情况下也可以通气。口腔借上、下牙弓可分为前外侧部的口腔前庭和后内侧部的固有口腔两部分,当上、下牙列咬合时,两者借第3磨牙后方的间隙相通。

4. 什么是口腔前庭?

　　口腔前庭为一裂隙,由外面的唇和颊,内面的上、下牙弓围成。口腔前庭内平对上颌第2磨牙的颊黏膜上有一个小突起,称腮腺乳头,是腮腺管的开口处。面神经麻痹或面部瘢痕等常使张口受限,影响麻醉喉镜置入。

5. 什么是固有口腔?

　　固有口腔为口腔的后内侧部,其前方和两侧为上、下牙弓,上方为腭,下方由舌的前 2/3 和返折至口腔底部的黏膜构成,向后经咽峡与咽相通。

6. 腭的位置和分部分别是什么？

腭位于口腔的上方，可分为硬腭和软腭两部分。

硬腭由上颌骨腭突和腭骨的水平板组成。覆盖硬腭表面的黏膜与骨膜紧密相连称黏骨膜。

软腭从硬腭的后缘向后下延伸，其前份呈水平位，后份向下倾斜称腭帆。自腭帆向两侧下方各引出两条弓形的黏膜皱襞，前方者称腭舌弓，延续至舌根。后方者称腭咽弓，下延至咽壁。

7. 什么是悬雍垂？

腭帆的后缘中央有一个向下的乳头状突起称腭垂或悬雍垂。

8. 经口气管插管时观察到的咽峡是如何围成的？

咽峡是口腔与咽之间的狭窄门户，也是经口气管插管要经过的第一个狭窄，由腭帆后缘、两侧的腭舌弓和舌根围成。

9. 腭由什么神经支配？

腭黏膜的感觉由三叉神经的上颌神经分支管理。软腭诸肌的运动，除腭帆张肌为下颌神经分支支配外，其他都由迷走神经咽丛的分支支配。

10. 舌可以分为哪几部分？

舌位于固有口腔底，是表面覆以黏膜的肌性器官，具有感受味觉、协助咀嚼、吞咽及辅助发音的功能。舌分上、下两面，上面也称舌背。上面后部有一"人"字形界沟，将舌分为前 2/3 的舌体和后 1/3 的舌根。舌体的前端窄细，称舌尖，舌根面向口咽部。

11. 什么是舌系带？

舌下面正中线上有一连至口腔底的黏膜皱襞，称舌系带。

12. 什么是舌下阜和舌下襞？

舌系带下端两侧有一对小隆起，称舌下阜，下颌下腺管和舌下腺大管开口于此。

舌下阜向后外侧延伸为舌下襞，襞上有舌下腺小管的开口。

13. 什么是舌乳头?

舌上面及侧缘有许多小的黏膜突起,称舌乳头。舌乳头分 4 种:①丝状乳头,数量多而密集,呈白色细绒毛状,遍布于舌体上面;②菌状乳头,数量较少,形体稍大、钝圆、红色,散在于丝状乳头之间;③轮廓乳头,7~11 个,排列于界沟前方,形体最大,中央隆起,周围有环状沟;④叶状乳头,见于舌侧缘后部,在人类不发达。除丝状乳头外,其余 3 种乳头(内及软腭、会厌等处)黏膜中含有味觉感受器——味蕾,可感受味觉。

14. 什么是舌扁桃体?

舌根黏膜及其深面的淋巴组织构成许多大小不等的隆起,称舌扁桃体。

15. 舌肌及其功能是什么?

舌肌为横纹肌,包括舌内肌和舌外肌。舌内肌起止都在舌内,分为舌纵肌、舌横肌和舌垂直肌,收缩时可改变舌的形态。舌外肌起于舌外,止于舌内,主要有颏舌肌,它起于下颌骨体内面的颏棘,向后上呈辐射状入舌,止于舌体中线两侧;该肌两侧同时收缩拉舌向前下(伸舌),单侧收缩使舌尖伸向对侧。此外,尚有茎突舌肌、舌骨舌肌,收缩时可分别牵舌向后上及后下方。

16. 牙有哪些形态?

牙嵌于上、下颌骨牙槽内,排列成上牙弓和下牙弓。人与一般哺乳动物的牙由于适应不同咀嚼功能,而分化形成切牙、尖牙、前磨牙和磨牙 4 种形态。

17. 人牙齿的萌生时间分别是什么时候?

人的一生先后有两组牙,即乳牙和恒牙。出生第 6 个月前后,乳牙开始萌生,3 岁左右乳牙出全,共 20 颗。6~12 岁,乳牙开始相继脱落,逐个被恒牙所代替。恒牙一般是 32 颗,6 岁左右第 1 恒磨牙萌出,第 3 恒磨牙于 18~30 岁萌生,故又称迟牙,该牙常出现横生、阻生,甚至终生不出等情况。

18. 经口气管插管时,应注意牙齿的哪些情况?

对无牙婴儿或取下全口义齿的患者,应使口张开或置入口咽通气管后再行面罩加压通气。对牙齿有松动者,插管时动作应轻柔,避免牙齿脱落,甚至造成气管异物。

19. 鼻可分为哪几部分？

鼻是呼吸道的起始部位，具有通气和嗅觉功能，并能辅助发音。鼻可分为外鼻、鼻腔和鼻旁窦三部分。

20. 什么是外鼻？

外鼻位于面中部，其支架由前上部的骨性部（包括鼻骨、额骨的鼻部和上颌骨的额突）和下部的软骨部组成，支架的中央为鼻中隔软骨等组成。外鼻呈三棱锥形，上端较窄为鼻根，下延为鼻背，前下端突起为鼻尖。鼻尖两侧的泡状隆起称鼻翼，左、右鼻翼各围成鼻孔，是鼻腔的前口。

21. 什么是鼻腔？

鼻腔由骨和软骨作支架，外覆皮肤和鼻肌，内衬皮肤和黏膜，被鼻中隔分为左、右两个鼻腔。向前借鼻孔开口于颜面，与外界相通，向后借鼻后孔开口于鼻咽部。鼻腔分为鼻前庭和固有鼻腔两部分。

22. 成人鼻孔的解剖度量参数是什么？

成人鼻孔内径可扩至 10～14mm，自鼻孔至鼻后孔的距离相当于鼻翼至耳垂的长度，成人 12～14cm。

23. 什么是鼻前庭？

鼻前庭是鼻尖和鼻翼所包围的部分，内面衬以皮肤，长有鼻毛，具有过滤空气中灰尘的作用。成人鼻前庭是疖肿好发部位之一，由于皮肤与软骨直接相连，缺少皮下组织，故发生疖肿时，疼痛较为剧烈。

24. 鼻阈的位置和解剖学特点是什么？

鼻前庭上后方的弧形隆起称为鼻阈，是皮肤和黏膜的交界，也是鼻前庭与固有鼻腔的分界。

25. 什么是固有鼻腔？固有鼻腔的顶损伤会出现什么症状？

固有鼻腔是鼻腔的主要部分，形态与骨性鼻腔一致。前以鼻阈为界，向后藉鼻后孔通鼻咽部。鼻腔底壁即口腔顶，由骨腭覆以黏膜而成。顶壁较狭窄，借筛骨的筛板与颅前窝相隔。外伤引起筛板处颅底骨折，伤及脑膜及鼻腔顶部黏膜时，常致出血和脑脊液渗漏,可经鼻孔流出;骨折损及穿过筛板筛孔的嗅神经时可产生嗅觉障碍。

26. 一般选择右侧鼻孔进行经鼻气管插管的解剖学基础是什么?

因为鼻腔被鼻中隔分为左、右两个鼻腔,即鼻中隔(nasal septum)为两侧鼻腔共同的内侧壁,它由骨性鼻中隔(筛骨垂直板和犁骨)和鼻中隔软骨覆以黏膜构成。它常偏向一侧(成人约占 75%),偏曲的部位常在鼻中隔的前部,以偏向左侧多见,故临床上一般选择右侧鼻孔进行经鼻气管插管。

27. 什么是易出血区(Little 区)?

鼻中隔前下部黏膜内和黏膜下存在丰富的动脉吻合丛,主要包括筛前、筛后动脉的中隔支、鼻后中隔动脉、腭大动脉和上唇动脉的中隔支(来自面动脉),有时还有鼻翼动脉的中隔支参加,约 90% 的鼻衄发生于此,故称鼻中隔前下部的动脉吻合区为易出血区(Little 区)。经鼻插管时,如不慎伤及此区,易引起大量出血,导致插管困难或误吸。

28. 什么是鼻甲和鼻道?

鼻腔外侧壁自上而下有 3 个突出称为鼻甲,依次为上、中、下鼻甲,各鼻甲外下方所遮蔽的空隙分别称为上、中、下鼻道。各鼻甲与鼻中隔间的间隙,称总鼻道。

29. 什么是蝶筛隐窝?

上鼻甲后上方与鼻腔顶壁间围成的间隙称蝶筛隐窝,蝶窦开口于此。

30. 固有鼻腔的鼻黏膜有什么解剖学特点?

固有鼻腔的鼻黏膜可分为两部分即嗅部和呼吸部。嗅部位于上鼻甲内侧面和与其相对应的鼻中隔黏膜,在活体呈苍白色或淡黄色,其内含有嗅细胞,其中枢突组成嗅神经,穿筛孔进入嗅球,具有嗅觉功能。呼吸部为嗅部以外的其余大部,其黏膜与各鼻旁窦黏膜延续,在活体呈红色或粉红色,黏膜覆被纤毛上皮,含有丰富的血管和黏液腺,对吸入的空气有加热、湿润、净化灰尘和细菌的作用。

31. 经鼻气管插管时应注意哪两个夹角?

一个夹角位于鼻前庭和固有鼻腔之间,另一个夹角位于固有鼻腔与鼻咽之间,前者约为 112.30°,后者约为 106.90°,故从鼻腔至咽部之间并不成一直线,经鼻腔插管时应注意进管的角度,气管导管进入鼻腔时,要尽量垂直于面部,通过下鼻道进入,使用润滑剂可减少并发症的发生。

32. 什么是鼻旁窦?

鼻旁窦又称副鼻窦,由骨性鼻旁窦衬以黏膜而成。包括上颌窦、蝶窦、额窦和筛窦。它们分别位于同名的骨内,均开口于鼻腔。

33. 各鼻旁窦开口于何处?

上颌窦、额窦和筛窦的前、中群开口于中鼻道;筛窦的后群开口于上鼻道;蝶窦开口于蝶筛隐窝。各鼻旁窦黏膜与鼻黏膜延续,故鼻腔炎症易同时引起鼻旁窦炎。

34. 上颌窦有何解剖学特点?

上颌窦为鼻旁窦中最大的一个窦。窦上壁为眶下壁,眶下管经行于此,管内有眶下血管和神经。窦的前壁骨质较薄,其中央部有凹陷的尖牙窝,上颌窦手术时,多从此处凿入。窦底下延至上颌骨的牙槽突,常有一个或多个牙根突出于窦底之上,故牙根感染易侵入上颌窦。窦的内侧壁为鼻腔外侧壁的一部分,此壁有上颌窦开口通入中鼻道,但窦口位置较高,不利于分泌物的排出,发生感染时,往往形成慢性上颌窦炎。

35. 鼻腔的动脉有哪些?

鼻腔的血液来自眼动脉和上颌动脉。眼动脉分出筛前动脉和筛后动脉,分布于鼻腔的上部。上颌动脉分出蝶腭动脉和腭降动脉,它们的分支分布于鼻腔的下部。其中蝶腭动脉分出鼻后外侧动脉和鼻后中隔动脉,前者供应鼻腔外侧壁的后部、下部及鼻腔底,后者供应鼻中隔的后部及下部。腭降动脉分出的腭大动脉出腭大孔后,沿硬腭向前,入切牙管至鼻中隔前下部。

36. 鼻腔的静脉如何回流?

鼻黏膜下的静脉丛回流至蝶腭静脉、面静脉和眼静脉,通过眼静脉还与颅内的海绵窦相通。部分静脉血也可通过小的属支经筛板至大脑眶额叶下面的静脉内。因此,靠近鼻附近和鼻腔内的疖肿有潜在的危险性,临床上把鼻根至两侧口角之间的三角形区域称为"危险三角区"。

37. 鼻腔黏膜由哪些神经分支分布？

鼻腔黏膜由嗅神经、三叉神经的分支分布。嗅神经分布于鼻腔的嗅区，该区位于鼻腔外侧壁和鼻中隔上部，相当于上鼻甲水平以上，面积约 2cm^2。鼻腔的普通感觉神经纤维来自三叉神经的眼神经分出的鼻睫神经和上颌神经的分支分布于鼻腔。手术、不慎刺激鼻黏膜中的三叉神经末梢可引起反射性的心动过缓、血压下降等现象。

38. 咽有何解剖学特点？

咽是前后略扁的漏斗状肌性管道，是消化、呼吸的共同通道。它位于颈椎前方，上起颅底，下至第 6 颈椎下缘平面移行于食管。咽的前壁不完整，自上而下分别与鼻腔、口腔和喉腔相通。因此也相应地被分为鼻咽、口咽和喉咽三部分。

39. 鼻咽在什么位置？

鼻咽位于鼻腔之后，软腭平面以上。其高度约为 2cm，左右径约为 1.5cm。它与口咽借鼻咽峡相通，鼻咽峡位于软腭游离缘与咽后壁之间，吞咽时可关闭。

40. 咽隐窝在什么位置，有何临床意义？

鼻咽部的外侧壁，约在下鼻甲平面之下的后方约 1cm 处，有咽鼓管咽口，此口的前、上、后方有一隆起包绕，称咽鼓管圆枕，圆枕的后方有纵行的深窝称咽隐窝，为鼻咽癌的好发部位。咽鼓管圆枕和咽隐窝是咽鼓管导管插入的标志。插管时，咽鼓管导管沿鼻腔底部达咽后壁，其尖端通常首先抵达咽隐窝。然后，导管后退越过圆枕进入咽鼓管咽口。

41. 经鼻气管插管在鼻咽部应注意什么解剖结构？

经鼻气管插管时，导管不能太硬，还应有一定的弯度，否则经鼻咽部时导管可能被隆起的圆枕所阻。若暴力探插，有可能误入咽后间隙，在咽腔不见气管导管，退出导管还可出现咽后壁血肿。

42. 咽扁桃体在什么部位，有何发育特点？

鼻咽部后上壁的黏膜内，淋巴组织积聚成咽扁桃体。咽扁桃体在婴幼儿较发达，6～10 岁逐渐萎缩退化，如其过度增生，可使鼻咽腔阻塞而影响呼吸道通畅。

43. 口咽在什么部位？

口咽是口腔向后的延续,位于软腭与会厌上缘平面之间,经咽峡与口腔相通,向上与鼻咽相通。

44. 什么是腭扁桃体？

腭帆向两侧下方各引出两条弓形的黏膜皱襞,前方者称腭舌弓,后方者称腭咽弓,两弓之间的三角形凹陷即扁桃体窝,内有腭扁桃体,是口咽部的重要结构。

45. 腭扁桃体的血供来自哪些动脉？

腭扁桃体的血供非常丰富。主要动脉是面动脉的扁桃体支,另外,舌动脉的舌背支,面动脉的腭升动脉、咽升动脉和腭降动脉(上颌动脉的分支)也都有分支供应扁桃体的血液。

46. 为什么腭扁桃体切除时可能会伤及颈内动脉？

颈内动脉从腭扁桃体后外侧1～1.5cm处经过,它与扁桃体之间,仅隔以咽壁肌,行腭扁桃体切除术时,可能会伤及此血管。

47. 咽淋巴环的构成和功能分别是什么？

咽扁桃体、双侧咽鼓管扁桃体、腭扁桃体和舌扁桃体共同围成咽淋巴环(又称Waldeyer环)。它们围绕在口、鼻腔与咽腔连通处附近,具有重要的防御功能。

48. 临床采用腭扁桃体浸润麻醉的解剖学基础是什么？

腭扁桃体的感觉纤维分别来自舌咽神经的扁桃体支,上颌神经的腭小神经以及下颌神经的舌神经分支。因此,腭扁桃体浸润麻醉较神经阻滞麻醉实用。

49. 喉咽在何部位？

喉咽位于喉口和喉的后方,是咽腔的最下部分,较狭窄,上起会厌上缘平面,下至第6颈椎和环状软骨下缘平面与食管相连。喉咽向前经喉口与喉腔相通。

50. 梨状隐窝在何部位,有何意义？

由于喉向后膨出于喉咽部的中央,故在喉口的两侧各有一个深窝,称梨状隐窝,是异物易滞留的部位,气管插管不当时,也易误入此处。

51. 喉镜和支气管镜检查时,为何要进行梨状隐窝表面麻醉?

梨状隐窝的黏膜下有喉上神经的内支经过,将局部麻醉药喷涂至梨状隐窝表面,可产生声带以上喉的局部麻醉,在喉镜和支气管镜检查时常作为辅助麻醉。

52. 经鼻气管插管的路径中有两个弯曲分别在什么部位?

经鼻气管插管的路径中有 2 个弯曲:一个弯曲在鼻腔与咽之间,凸向后;另一个弯曲在咽与喉之间,凸向前。因此,要使气管导管有相应的弯曲度,动作要轻柔,不能过分用力,否则易损伤鼻腔、鼻咽、气管前壁等部的黏膜,也可使用较细软的吸痰管引导通过。

53. 喉的构成及其毗邻关系?

喉是呼吸通道和发音的主要器官。它以软骨作支架,软骨间以关节、韧带和肌肉连接而组成。喉位于颈前正中,其上界为会厌上缘,下界为环状软骨下缘,成人约相当于第 3~第 6 颈椎之间的高度,女性喉比男性稍高,小儿比成人高,老年人较低。喉的前方被覆皮肤、颈筋膜和舌骨下肌群,两侧有颈部大血管和迷走神经、颈交感干、甲状腺侧叶等。其上方借韧带和肌肉连于舌骨,下方借胸骨甲状肌固定于胸骨,故当吞咽和发音时,喉可上、下移动。

54. 喉的软骨有哪些?

喉的软骨包括不成对的甲状软骨、环状软骨及会厌软骨和成对的杓状软骨、小角软骨及楔状软骨。

55. 甲状软骨有何解剖学特点?

甲状软骨是喉软骨中最大的一个,由两侧似四边形的甲状软骨板合成,构成喉的前、外侧壁。两板前缘在正中线约以直角(女性呈 120°钝角)相互融合成前角,其上端向前突出为喉结,成年男性明显。喉结的上方凹陷呈"V"形,称甲状软骨上切迹,临床上常以此作为颈前正中线的标志。板的后缘向上、下各伸出一对突起,分别称为上角和下角。上角借韧带与舌骨大角相连,下角与环状软骨构成环甲关节。

56. 环状软骨有何解剖学特点?

环状软骨位于甲状软骨的下方,居喉的最下部,其下缘与气管相连,它的形状似指环,是呼吸道唯一呈完整的软骨环,对支撑呼吸道通畅起着重要作用,如有损伤,则可引起喉狭窄。环状软骨前部较狭(宽度仅为 0.5～0.7cm)称环状软骨弓,后部较高而宽(宽 2～3cm)称为环状软骨板。板的上缘两侧各有一小关节面与杓状软骨共同构成环杓关节,在板、弓交界处的两侧面各有一关节面,与甲状软骨下角共同构成环甲关节。

57. 会厌软骨有何解剖学特点?

会厌软骨呈上宽下窄的树叶状,上缘游离呈弧形,下端称会厌软骨茎,借甲状会厌韧带附于甲状软骨前角的内面。会厌软骨的前面稍隆凸,对向舌,称舌面;后面凹陷,对向喉腔,称喉面。会厌软骨在吞咽时有封闭喉口的作用。会厌舌面与舌之间的黏膜形成三条黏膜皱襞,位于中线的称为舌会厌正中襞,两侧的称舌会厌外侧襞。临床上置入弯喉镜片时,前端须深达舌会厌正中襞,使皱襞内的舌骨会厌韧带紧张,才能使会厌翘起,显露声门。

58. 杓状软骨有何解剖学特点?

杓状软骨位于环状软骨板的上方,是一对近似锥体形的软骨,可分为一尖、一底和二突。尖朝上,底朝下,底与环状软骨板上缘的关节面构成环杓关节。底部有两个突起,向前伸出的突起为声带突,有声韧带附着;向外侧伸出的突起为肌突,有喉肌附着。

59. 小角软骨有何解剖学特点?

小角软骨为一对细小的软骨,位于杓状软骨尖端,包在杓会厌皱襞内。

60. 楔状软骨有何解剖学特点?

楔状软骨是一对小棒状软骨,位于小角软骨的前外侧,也包在杓会厌襞内,表面膨隆称楔状结节。

61. 什么是甲状舌骨膜?

甲状舌骨膜是连于舌骨与甲状软骨上缘之间的弹力纤维组织构成的薄膜。该膜正中部增厚称甲状舌骨正中韧带,两侧的后缘亦增厚称甲状舌骨外侧韧带。甲状舌骨膜的外侧份有喉上神经和血管穿过。

62. 什么是环状软骨气管韧带?

环状软骨气管韧带是连接环状软骨下缘与第 1 气管环的纤维膜。

63. 什么是弹性圆锥?

弹性圆锥为弹力纤维组成的膜状结构,张于甲状软骨前角后面、环状软骨上缘和杓状软骨声带突之间,大致合成上窄下宽的圆锥形。

64. 什么是声韧带?

弹性圆锥的上缘游离,张于甲状软骨前角的后面与杓状软骨声带突之间,称声韧带(男性平均长 1.7cm,女性为 1.3cm),是声带的基础。

65. 什么是环甲膜,有何临床意义?

弹性圆锥前份较厚,呈垂直方向张于甲状软骨下缘与环状软骨弓上缘中份,称环甲膜。此部仅为一层膜,位置表浅且前面无坚硬组织遮挡,易于从体表触及,后通气管,当急性上呼吸道梗阻而来不及作气管切开时,可在此处进行穿刺或切开以解除窒息。

66. 什么是方形膜?

方形膜是位于会厌软骨外侧缘和甲状软骨前角的后面与小角软骨、杓状软骨前内侧缘之间的膜状结构。方形膜的上、下缘均呈游离状,其下缘称前庭韧带是前庭襞的基础。

67. 环甲关节的位置和功能是什么?

环甲关节由甲状软骨下角的关节面与环状软骨板侧面的关节面构成。甲状软骨在环甲肌的作用下可作前倾和复位的运动,以改变甲状软骨与杓状软骨之间的距离。前倾时两者间距离加大,使声带紧张。复位时两者间距离缩小,声带松弛。

68. 环杓关节的位置和功能是什么?

环杓关节是由杓状软骨底的关节面与环状软骨板上缘外侧的关节面构成。杓状软骨可沿此关节的垂直轴作内、外旋转运动同时并伴有向内向外滑动,使两侧的声带突相互靠近或分开,继而使声门开大或缩小。置入喉镜过深或气管导管的过度压迫,都可压迫杓状软骨引起脱位。

69. 喉外肌及其功能是什么?

喉肌分为喉外肌和喉内肌两部分,它们均属横纹肌。喉外肌包括附着于颅底、舌骨、下颌骨、喉及胸骨等部位的肌肉,负责喉的运动。直接或间接降喉的肌有胸骨舌骨肌、胸骨甲状肌和肩胛舌骨肌。使喉上提的肌有二腹肌、颏舌骨肌、甲状舌骨肌、下颌舌骨肌和茎突舌骨肌。

70. 喉内肌及其功能是什么?

喉内肌的起点和止点均在喉部,其作用是紧张或松弛声带,开大声门裂或缩小声门裂,并可缩小喉口。喉内肌按其主要作用可分为:声门开大肌为环杓后肌;声门缩小肌包括有环杓侧肌、杓横肌和杓斜肌;声带紧张肌是环甲肌;声带松弛肌为甲杓肌。

71. 什么是喉腔?

喉腔是以喉软骨为支架,内覆黏膜构成的腔隙,上经喉口通喉咽,下方在环状软骨下缘与气管相接。

72. 喉口是由哪些结构围成的?

喉口为喉腔上口,朝向后上方,由会厌上缘、杓会厌襞和杓间切迹围成。进行气管插管时,应看清喉口。

73. 什么是前庭裂?

喉腔的两侧壁上、下各有一对喉黏膜形成的皱襞,上方的一对称前庭襞,活体成粉红色,两侧前庭襞之间的裂隙称前庭裂。

74. 什么是声门裂? 有何临床意义?

喉腔的两侧壁上、下各有一对喉黏膜形成的皱襞,下方的一对为声襞,两侧声襞及杓状软骨基底部之间的裂隙称声门裂或称声门。声门裂可分位于声襞间的膜间部和杓状软骨间的软骨间部,膜间部约占声门裂的 2/3,软骨间部约占 1/3。成年男性长约 2.3cm,女性长约 1.7cm。该隙为成人喉腔最狭窄的部位。因小儿喉腔呈漏斗状,其最狭窄部位在声门裂下方的环状软骨水平。进行气管插管时,一定要注意声门裂的位置。

第五章

75. 喉腔可以分为哪几部分?

喉腔以前庭襞和声襞为界分为喉前庭、喉中间腔和声门下腔三部分。喉口与前庭裂之间称喉前庭,前庭裂与声门裂之间的部分称喉中间腔,喉中间腔向两侧突出的囊性间隙称喉室,声门裂以下的部分称声门下腔。声门下腔的黏膜下组织较疏松,炎症时易发生水肿。

76. 行间接喉镜检查时,观察到的结构有何解剖学特点?

在喉口处,可见前方的会厌,后方的杓状软骨间切迹,两侧的杓状会厌襞及喉口两侧的梨状隐窝。通过喉口可见喉腔外上方的前庭襞,呈淡红色,边缘较厚。通过前庭裂可见到声襞,颜色呈白色,表面光滑,边缘菲薄。在平静呼吸时,声门裂膜间部呈三角形,软骨部近似长方形。深呼吸时,因声带突的外转而使整个声门裂呈菱形,此时可见到其下方的气管软骨环。当发音时,两侧声带均变紧张,并相互靠近,声门裂膜间部呈一窄裂隙状。

77. 喉的动脉主要有哪些?

喉的动脉主要有喉上动脉、环甲动脉和喉下动脉。喉上动脉和环甲动脉均为甲状腺上动脉的分支,行于甲状舌骨肌的深面,与喉上神经内支伴行,穿甲状舌骨膜,进入喉内营养喉腔黏膜和喉肌。环甲动脉与喉上神经外支伴行自环甲正中韧带上部入喉内。喉下动脉自甲状腺下动脉发出,与同名神经伴行,在环甲关节的后方入喉内。在喉上、下动脉间,以及与同名动脉的分支之间均相互吻合。

78. 喉的静脉如何回流?

喉上静脉通过甲状腺上静脉或面静脉汇入颈内静脉,喉下静脉通过甲状腺下静脉注入头臂静脉,喉的静脉也可经甲状腺中静脉直接注入颈内静脉。

79. 喉的淋巴如何回流?

喉的淋巴以声襞为界分为上、下两区。声襞以上的淋巴管,汇入颈总动脉分叉处、二腹肌与肩胛舌骨肌之间的颈深上淋巴结。其余少数淋巴管注入颈深下淋巴结。

声襞以下区域的淋巴管可直接或间接汇入颈深下淋巴结,亦可经喉前淋巴结和气管前淋巴结汇入颈深淋巴结或纵隔淋巴结。声门下腔的恶性肿瘤,多先转移至喉前淋巴结,可在环甲膜前中央部皮下触及。由于声带的淋巴管最少,故此处的喉癌转移率最低。

80. 喉有哪些神经分支分布？

喉的神经主要来自迷走神经的分支喉上神经和喉返神经。

81. 喉上神经是如何分布的？

喉上神经自迷走神经发出，在咽外侧，沿颈内动脉后内侧下行，至舌骨大角平面分为内、外支。喉上神经内支在舌骨大角处转向内前方，伴喉上动脉穿甲状舌骨膜进入喉内，管理声门裂以上喉黏膜的感觉。喉上神经的外支主要为运动支，支配环甲肌等。

82. 为什么刺激会厌喉面会引起喉痉挛及咳嗽，而刺激舌面则不会？

因为会厌喉面和舌面黏膜的神经支配不同，会厌喉面黏膜的感觉受喉上神经内支支配，临床上在用直喉镜片挑起会厌压迫其喉面时，易诱发喉痉挛及咳嗽，但会厌舌面黏膜由舌咽神经舌支支配，故刺激会厌舌面时，不易导致喉痉挛及咳嗽。

83. 如何进行喉上神经阻滞定位？

喉上神经痛患者的治疗可行喉上神经阻滞术，常选在颈总动脉内侧，摸到舌骨大角尖端，在其下缘处穿刺，针尖向前、内、下方缓慢推进约 1cm，达舌骨大角与甲状软骨上角间隙中点，喉上神经内支进口处，如出现异常感觉，回抽无血，即可注入局部麻醉药。

84. 喉返神经在喉是如何分布的？

喉返神经是迷走神经的重要分支，左喉返神经发出位置较低，钩绕主动脉弓，右喉返神经发出位置略高，钩绕右锁骨下动脉，左、右喉返神经均沿气管、食管沟上行，经甲状腺侧叶的背面、环甲关节的后方入喉，分支支配除环甲肌以外的所有喉肌的运动和声门裂以下喉黏膜的感觉。喉返神经入喉前均经两侧环甲关节的后方，故甲状软骨下角是寻找喉返神经的重要标志。

85. 为什么结扎甲状腺下动脉有时会引起患者声音嘶哑？

喉返神经在甲状腺侧叶下极的后面与甲状腺下动脉之间有复杂的交叉关系，甲状腺次全切除术时，若靠近甲状腺下极结扎该动脉，可能伤及喉返神经，而导致声音嘶哑。由于右喉返神经行程较短,位置浅表,多行于动脉前方与之交叉,故右喉返神经损伤的机会多于左侧,应加以注意。

86. 气管的解剖学构成及位置是分别什么?

气管(trachea)由16～20个"C"形的气管软骨环以及连接各环间的环韧带构成,气管软骨后方的缺口由结缔组织和平滑肌构成的膜壁所封闭,其上端接环状软骨下缘(相当于第6颈椎的平面),向下至胸骨角平面(平对第4胸椎椎体下缘)分为左、右主支气管,气管分权处称为气管权。

87. 气管的解剖学度量参数分别是多少?

气管的全长在成年男性为11.1cm,在女性为10.9cm。气管管腔内横径在男性平均为1.7cm,前后径为1.5cm;女性横径为1.4cm,前后径为1.3cm。自上切牙至气管隆嵴的距离男性约为26～28cm,女性为24～26cm,婴儿约为10cm。

88. 经鼻气管插管应注意哪些解剖学要点?

经鼻气管插管主要适用于口腔内手术、口腔解剖异常或经口气管插管有困难的患者。经鼻气管插管应注意以下解剖要点:①鼻中隔偏曲;②易出血区;③鼻黏膜;④2个夹角;⑤2个弯曲;⑥声门裂;⑦气管隆嵴。

89. 经鼻气管插管时为什么要用血管收缩剂滴鼻?

因为一方面鼻黏膜含有丰富的血管,尤其是鼻中隔的前下部还有易出血区,另一方面鼻腔黏膜与鼻旁窦黏膜相延续,为了减少经鼻气管插管时损伤鼻黏膜造成出血和鼻窦炎,所以临床上常用血管收缩剂滴鼻。

90. 什么是气管隆嵴?

气管的分叉部称为气管权,位于胸骨角平面,气管权内面形成一个向上方突出的矢状嵴,称为气管隆嵴或气管隆突,为支气管镜检查时的重要标志,也是纤维支气管镜引导气管内插管时气管导管插入深度的定位标志。气管导管远端的理想位置是在声门和气管隆嵴之间,胸骨柄上缘的颈静脉切迹即相当于声门和气管隆嵴之间。

91. 为什么气管导管插入过深容易进入右支气管？

因右支气管内径较左支气管内径粗，且与气管仅构成 20°～25° 夹角，所以若气管导管插入过深时，容易进入右支气管，可导致右肺上叶开口被堵塞而引起肺不张。

92. 为什么气管导管插入过深会引起血压下降、心动过缓？

这可能气管导管插入过深刺激气管隆嵴所致，因气管隆嵴黏膜内有较丰富的迷走神经分布，极为敏感，仅在深麻醉时受抑制，若气管插管刺激该隆嵴，可引起反射性的血压下降，心动过缓甚至心搏骤停。

93. 经口气管插管应注意哪些解剖学要点？

经口气管插管应注意的解剖学要点主要包括：①咽峡；②三轴线；③声门裂；④气管隆嵴。

94. 经口气管插管时应注意的三轴线是什么？

自口腔至气管之间存在 3 条解剖轴线，即口轴线、咽轴线和喉轴线。经口腔至咽后壁的连线，称为口轴线；从咽后壁至喉口的连线，为咽轴线；从喉口到气管上段的连线，为喉轴线。标准体位下，此 3 条轴线彼此相交成角。气管插管时为了达到显露声门的目的，可将患者头部抬高，尽量后仰，并使用喉镜协助，使门齿到声门的距离缩短并且最后似呈一条直线，便于经口明视插管。

95. 小儿气管插管应注意哪些解剖特点？

由于生长发育的原因，小儿气道的相关解剖结构如舌、鼻、咽、喉和气管、支气管与成人有所不同，均需特别注意。

96. 小儿气管插管时应注意舌的哪些解剖学特点？

小儿的舌体相对肥大，在实施全身麻醉时，舌体易阻塞咽部，必须使头后仰，将下颌向前托起，略张口，使舌体离开咽部。麻醉维持时，可使用口咽通气管或气管内插管以保持气道通畅。

97. 小儿气管插管时应注意鼻的哪些解剖学特点？

由于面部颅骨发育不全，婴儿的鼻及鼻腔相对短小。随着颅骨的发育以及出牙,鼻道逐渐加大加宽。婴儿鼻前庭没有鼻毛,鼻黏膜柔弱且富于血管,经鼻进行气管插管时易造成鼻黏膜的肿胀、出血,使鼻腔更加狭窄,甚至闭塞,造成插管困难。

98. 小儿气管插管时应注意咽的哪些解剖学特点?

小儿咽部相对狭小,且较垂直。咽鼓管较宽、短而且直,呈水平位。鼻咽部后上壁的黏膜内,淋巴组织积聚成咽扁桃体,在婴幼儿较发达,6～10 岁逐渐萎缩退化,如其过度增生,可使鼻咽腔阻塞而影响经鼻气管插管。

99. 小儿气管插管时应注意喉的哪些解剖学特点?

小儿特别是婴幼儿喉位置高,喉腔较窄呈漏斗形,软骨柔软,黏膜柔嫩而富有血管及淋巴组织,常因水肿而引起喉阻塞,导致呼吸困难,也造成插管困难。小儿会厌呈 U 形,硬而挺,不易活动。在插管过程中,使用普通弯喉镜抬高会厌困难,导致声门暴露困难。对于 6 岁以下的小儿,环状软骨是整个气道中最狭窄的部位,当气管导管通过声门后,再向前推进可能在此部位受阻。如果用喉镜片过度牵引则可致气管扭曲。

100. 小儿的气管、支气管有何解剖学特点?

婴幼儿气管较短,右侧支气管较直,因此如气管插管过深,导管更易进入右侧支气管,支气管异物也以右侧多见。小儿气管壁较薄,管壁平滑肌不发达,细支气管无软骨,故容易受压而致通气障碍,尤其在伴有支气管痉挛、黏膜肿胀及分泌物堵塞等因素时更加明显。

101. 如何利用超声判断气管导管是否位于气管内?

气管插管时,可用超声来判断气管导管是否进入气管内,可将超声探头放置于环甲膜并向头侧倾斜 45°,若气管导管位于气管内,则超声图像可以看到一个短暂的震颤并深达甲状软骨,若气管导管位于食管内,则超声图像显示的是明亮清晰的曲线伴随远端暗区,暗区出现并深达气管一侧。

102. 如何利用超声识别环甲膜?

对于紧急环甲膜穿刺术,不能通过触诊确认气管位置的患者,通过便携式超声定位于中线旁开 2cm,能快速可靠地识别环状软骨膜。定位环甲膜的方法是用

10MHz 的线性探头,从锁骨到下颌骨横向中线扫描,可通过特征性的回声影识别环甲膜,其侧面为环甲肌,头侧是甲状软骨。

103. 如何在超声引导下行喉上神经内支阻滞定位?

　　将 8~15MHz 高频线阵超声波探头放在颈部中间,在下颌骨和甲状软骨之间缓慢滑动以显示出舌骨即呈拱形的强回声结构,探头向外侧、尾侧滑动可见甲状舌骨膜呈高回声,喉上动脉呈无回声,并穿出甲状舌骨膜,喉上神经内支则位于喉上动脉内侧,呈现外部高回声包绕内部低回声的结构,在超声引导下,采用平面内技术在此区域注入局部麻醉药即可阻滞喉上神经内支。

　　　　　　　　　　　　　　　　　　　　　　　　　　（曹俊平）

第六章

腹部的解剖与血管穿刺、神经阻滞定位

1. 如何定位腹壁的境界？

上界为剑突、肋弓、第 11 肋前端、第 12 肋下缘至第 12 胸椎棘突的连线；下界为耻骨联合上缘、耻骨嵴、耻骨结节、腹股沟、髂嵴至第 5 腰椎棘突的连线。腹壁以两侧腋后线的延长线为界分为腹前外侧壁和腹后壁。

2. 腹部的解剖分区有哪些？

临床通常用两条水平线和两条垂直线将腹部分为三部、九区。上水平线为经两侧肋弓下缘最低点（相当于第 10 肋）的连线，下水平线为经两侧髂结节的连线，两水平线将腹部分为上腹、中腹和下腹部；两条垂直线为两侧腹股沟韧带中点的垂直线。九区分别为：上腹部的左、右季肋区和腹上区；中腹部的左、右腹外侧区（左、右腰区）；脐区；下腹部的左、右髂区与腹下区。

3. 腹部的骨性标志有哪些？

腹前外侧壁可触到剑突、肋弓、髂前上棘、耻骨结节、耻骨联合上缘等。第 9 胸椎平剑突，第 1 腰椎平幽门、胰颈和肾门，第 3 腰椎平第 9 肋下缘的连线，髂前上棘平对第 4 腰椎。

4. 腹部的软组织标志有哪些？

白线位于腹前正中线的深面，其两侧为腹直肌，腹直肌的外侧缘为半月线。脐位于腹前正中线上，其后方一般平第 3～第 4 腰椎间。髂前上棘与耻骨结节之间为腹股沟，此沟深面有腹股沟韧带。

5. 腹前外侧壁的层次结构有哪些？

可分为浅、深两层。浅层结构包括皮肤、浅筋膜、浅层的血管与神经等；深层结构包括深筋膜、肌层、腹横筋膜、腹膜外筋膜和壁腹膜以及深层的血管与神经等。

6. 腹部浅筋膜解剖结构有哪些？

成人在脐平面以下，浅筋膜可分为两层：浅层富含脂肪，称为脂肪层，也叫Camper筋膜；深层富于弹性纤维，称为膜样层，也叫Scarpa筋膜，该层在中线附于白线，向下于腹股沟韧带下方约一横指处，附着于股部深筋膜，在耻骨联合与耻骨结节之间，与浅会阴筋膜，即Colles筋膜相延续。

7. 腹前外侧壁的浅动脉有哪些？

腹前外侧壁上部的浅动脉是肋间后动脉的分支，较细小。脐以下浅动脉有：①腹壁浅动脉，起自股动脉，越过腹股沟韧带中、内1/3交界处走向脐部；②旋髂浅动脉，起自股动脉，行向髂嵴。

8. 腹前外侧壁的浅静脉有哪些？

较为丰富，彼此吻合成网，尤以脐区更为丰富。脐以上的浅静脉经胸腹壁静脉、续经胸外侧静脉汇入腋静脉；脐以下的浅静脉经腹壁浅静脉汇入大隐静脉，构成上、下腔静脉系之间的通路之一。

9. 腹前外侧壁皮肤的感觉神经是如何分布的？

有明显的节段性：第6肋间神经分布于剑突平面；第8肋间神经分布于肋弓平面；第10肋间神经分布于脐平面；肋下神经的前支分布于脐与耻骨联合连线中点平面；第1腰神经的前支分布于腹股沟韧带的上方。

10. 腹直肌鞘是怎样构成的？

前层由腹外斜肌腱膜与腹内斜肌腱膜前层构成，后层由腹内斜肌腱膜后层与腹横肌腱膜构成。在脐下4~5cm以下三块扁肌的腱膜均参与构成腹直肌鞘的前层，鞘后层缺如，鞘后层下方的游离弓状下缘称弓状线。三块扁肌的腱膜在腹前正中线上交织而成腹白线。

11. 何谓腹横筋膜?

是腹内筋膜衬于腹横肌、腹直肌深面的部分。上接膈下筋膜,下续于髂筋膜与盆筋膜,向后续为覆盖腰方肌前面的胸腰筋膜前层(腰方肌筋膜)。其在腹上部较薄弱,近腹股沟韧带与腹直肌外缘处较致密,与腹横肌结合疏松,但与腹直肌鞘后层紧密相连。

12. 腹前外侧壁深层动脉有哪些?

走行于腹内斜肌与腹横肌之间的下 5 对肋间后动脉、肋下动脉、4 对腰动脉。腹上部还有腹壁上动脉,行于腹直肌与腹直肌鞘后层之间。腹下部有腹壁下动脉与旋髂深动脉。腹壁下动脉,起自髂外动脉,经腹股沟管深环内侧、在腹膜外筋膜内向内上方斜行,继续向上行于腹直肌鞘后层与腹直肌之间,与腹壁上动脉吻合。旋髂深动脉起自髂外动脉,向外上方斜行达髂前上棘,继续行向髂嵴前部的上缘,沿途发数条肌支分布于附近的肌肉。

13. 髂腹下神经是如何经行与分布的?

发自第 12 胸神经的前支,行于腹内斜肌与腹横肌之间,至髂前上棘内侧2.5cm 附近穿过腹内斜肌,于腹外斜肌深面行向内下,在腹股沟管浅环上方约2.5cm 处穿腹外斜肌腱膜,分布于耻骨联合上方的皮肤,肌支支配腹前外侧壁下部的肌肉。

14. 髂腹股沟神经的起始、经行和分布如何?

发自第 1 腰神经的前支,在髂腹下神经下约一横指与之平行走行,经腹股沟管,行于精索的前上方,穿腹股沟管浅环后分布于阴囊(或女性大阴唇)前部的皮肤。

15. 什么是腹膜外筋膜?

又称腹膜外脂肪,腹膜下筋膜。位于腹横筋膜与壁腹膜之间,在腹下部特别是腹股沟区脂肪组织较多,向后与腹膜后隙的疏松结缔组织相连续。因有腹膜外脂肪组织,壁腹膜容易剥离,故泌尿外科和产科手术,可由此路径实施,不需进入腹膜腔。

16. 腹部正中切口的解剖层次有哪些？

　　沿腹白线所做的切口，层次简单，包括皮肤—浅筋膜—腹白线—腹横筋膜—腹膜外筋膜—壁腹膜—腹膜腔。极少损伤肌肉及神经、血管，并可延长。

17. 腹部旁正中切口的解剖层次有哪些？

　　位于腹前壁正中线外侧 2～3cm，与正中线平行。经过的层次为皮肤—皮下浅筋膜—腹直肌鞘浅层—拨开腹直肌—腹直肌鞘后层—腹横筋膜—腹膜外筋膜—壁腹膜—腹膜腔。

18. 肋缘下切口的解剖层次有哪些？

　　从剑突下开始，沿肋缘下约 2.5cm 处与肋缘平行切开，需完全切断腹直肌，对神经和血管的损伤较大，常用于胆道、肝脏和脾等手术。依次经过的层次为皮肤—浅筋膜—深筋膜，腹外斜肌—腹内斜肌—腹横筋膜—腹膜外筋膜—壁腹膜—腹膜腔。

19. 麦氏（McBurney）切口的解剖层次有哪些？

　　阑尾切除术常用切口。切口为脐与右髂前上棘连线的中、外 1/3 交点的垂直线，切口长度的 1/3 在交点的上方，2/3 在下方。依次经过的层次为皮肤—浅筋膜—深筋膜，腹外斜肌—腹内斜肌—腹横筋膜—腹膜外筋膜—壁腹膜—腹膜腔。

20. 腹股沟区的境界如何？

　　其内侧界为腹直肌外侧缘，上界为髂前上棘至腹直肌外侧缘的水平线，下界为腹股沟韧带。

21. 腹股沟管浅环的境界如何？

　　环的内上缘部分称内侧脚，附着于耻骨联合，环的外下缘部分称外侧脚，附着于耻骨结节，环的外上方有脚间纤维联结两脚，环的底为耻骨嵴。外侧脚的部分纤维经精索的深面与内侧脚后方、向内上反转，附着于白线称反转韧带，腹股沟韧带内侧端有小部分纤维在耻骨结节处继续向下后方，并向外侧转折而形成腔隙韧带（陷窝韧带）。腔隙韧带向外侧延续，附于耻骨梳构成耻骨梳韧带（Cooper 韧带）。

22. 什么是腹股沟镰或联合腱？

腹内斜肌与腹横肌下部纤维分别起自腹股沟韧带的外侧 1/2 处或外侧 1/3 处,两肌下缘的纤维呈弓状,越过精索上方走向内侧,在腹直肌外侧缘附近呈腱性融合。

23. 腹股沟管深环解剖位置与构成？

约在腹股沟韧带中点上方一横指处,腹横筋膜围绕精索呈漏斗状向外突出形成。

24. 腹股沟管是如何构成的？

腹股沟管前壁为腹外斜肌腱膜(管的外侧 1/3 其后有腹内斜肌起始部);后壁为腹横筋膜(管的内侧 1/3 其前有联合腱);上壁为腹内斜肌与腹横肌形成的弓状下缘;下壁为腹股沟韧带。管的内口为腹股沟管深环,环的内侧有腹壁下动脉,其浅面有腹内斜肌,深面衬有腹膜外筋膜、壁腹膜;管的外口为腹股沟管浅环。

25. 什么是腹股沟三角(Hesselbach 三角)？

由腹壁下动脉、腹直肌外侧缘和腹股沟韧带内侧半围成的三角形区域。

26. 什么是腹膜腔？

脏、壁腹膜在一定部位相互延续、移行,围成潜在性不规则的浆膜腔隙。男性腹膜腔是密闭的,女性腹膜腔则借输卵管漏斗末端的腹腔口,经输卵管、子宫腔和阴道与体外形成潜在的通道。

27. 什么是小网膜？

是连于肝门至胃小弯和十二指肠上部之间的双层腹膜,右缘游离。可分为左侧部分的肝胃韧带、右侧部分的肝十二指肠韧带,其内有胆总管、肝固有动脉、肝门静脉、肝神经丛及淋巴结等。

28. 什么是大网膜？

是连于胃大弯和十二指肠起始部至横结肠之间的腹膜。由胃大弯和十二指肠起始部下延形成大网膜的前两层,下垂一段距离后返折向上形成后两层,连于横结肠。在成人,大网膜四层常已愈合,大网膜由胃大弯至横结肠的部分称胃结肠韧带。

29. 什么是网膜囊?

又称小腹膜腔,是位于小网膜、胃后壁与腹后壁腹膜之间的扁窄间隙,属腹膜腔的一部分。

30. 什么是网膜孔?

是网膜囊与腹膜腔其余部分之间的唯一通道。其上界是肝尾状叶,下界是十二指肠上部,前界是肝十二指肠韧带,后界为覆盖下腔静脉前面的壁腹膜。

31. 何谓肠系膜? 有哪些组成部分?

连接空肠、回肠于腹后壁的双层腹膜结构。附于腹后壁的部分称肠系膜根,自第 2 腰椎左侧斜向右下,止于右骶髂关节前方。横结肠系膜是将横结肠固定于腹后壁的双层腹膜结构。乙状结肠系膜是将乙状结肠固定于左下腹部的双层腹膜结构。阑尾系膜呈三角形,是肠系膜下端延续至阑尾的部分。在盆腔内,女性还有卵巢系膜、子宫系膜、输卵管系膜等。

32. 连接肝的韧带有哪些?

位于肝下方的有肝胃韧带、肝十二指肠韧带,肝上方有镰状韧带、冠状韧带与三角韧带。镰状韧带是由脐、腹前外侧壁和膈到肝膈面的双层腹膜皱襞,其下缘内有脐静脉闭锁而形成的肝圆韧带。冠状韧带呈冠状位,是由膈连至肝膈面的双层腹膜,其右侧部分两层间相距较远,两层之间肝膈面借纤维结缔组织与膈相接,无腹膜覆盖,称肝裸区。左、右三角韧带分别是冠状韧带延伸至肝的左、右两端,前、后两层合并、增厚所形成。

33. 连接胃的韧带有哪些?

包括肝胃韧带、胃结肠韧带、胃脾韧带与胃膈韧带。肝胃韧带是连接肝和胃小弯之间的双层腹膜;胃结肠韧带连接胃和横结肠,向下延伸为大网膜;胃脾韧带是连接脾门和胃底之间的双层腹膜结构;胃膈韧带是胃贲门左侧、食管腹段连于膈下面的腹膜结构。

34. 连接脾的韧带有哪些？

　　胃脾韧带是连接胃底与脾门之间的双层腹膜结构；脾肾韧带是脾门至左肾前面的双层腹膜结构；膈脾韧带是由脾肾韧带向上连于膈下面的腹膜结构。

35. 十二指肠空肠曲附近的皱襞与隐窝有哪些？

　　十二指肠上襞（或十二指肠空肠襞）是位于十二指肠空肠曲左侧、横结肠系膜下方的腹膜皱襞，下缘游离，手术中常据此确认空肠起始部。其后方为开口向下的十二指肠上隐窝。此隐窝的下方有十二指肠下襞，其上缘游离，此皱襞后方为十二指肠下隐窝。

36. 什么是腹膜皱襞？

　　是指壁腹膜覆盖血管、韧带等结构所形成的向腹膜腔内方向的隆起。

37. 什么是腹膜隐窝和陷凹？

　　腹膜皱襞之间或皱襞与腹、盆壁之间的凹陷称隐窝，较大的隐窝称陷凹。

38. 什么是十二指肠上襞（或十二指肠空肠襞）？

　　是位于十二指肠空肠曲左侧、横结肠系膜下方的腹膜皱襞，下缘游离，手术中常据此确认空肠起始部。其后方为十二指肠上隐窝，下方有十二指肠下襞，其上缘游离，后方为十二指肠下隐窝。

39. 什么是肝肾隐窝？

　　在肝右叶下方与右肾之间，仰卧位时是腹膜腔的最低处，为渗出物及脓液易于积聚的部位。

40. 腹膜腔内的腹膜陷凹有哪些？

　　主要的陷凹位于盆腔内。男性的直肠膀胱陷凹位于膀胱与直肠之间。女性的直肠子宫陷凹（Douglas 腔）位于子宫与直肠之间，较深，与阴道后穹间仅隔以薄的阴道壁。站立或半卧位时，男性直肠膀胱陷凹和女性直肠子宫陷凹是腹膜腔最低处，故积液多存在于这些陷凹内。

41. 什么是结肠上区?

是腹膜腔膈与横结肠及其系膜之间的部分,又称膈下间隙。此间隙被肝分为肝上、下间隙。

42. 什么是肝上间隙?

在膈与肝之间,其借镰状韧带分为左、右肝上间隙。右肝上间隙被冠状韧带分为右肝上前间隙和右肝上后间隙,冠状韧带前、后层间的肝裸区(膈下腹膜外间隙)。左肝上间隙被左三角韧带分为左肝上前间隙和左肝上后间隙。

43. 什么是肝下间隙?

在肝与横结肠及其系膜之间,此隙借肝圆韧带分为左、右肝下间隙。左肝下间隙又被小网膜与胃分为左肝下前、后间隙,左肝下后间隙即网膜囊。右肝下间隙大致相当于肝肾隐窝。

44. 什么是结肠下区?

位于横结肠及其系膜与小骨盆上口之间。该区范围内主要有空肠、回肠、盲肠、阑尾和结肠等脏器。

45. 什么是升结肠旁沟?

在升结肠右侧,上通肝肾隐窝,下连右髂窝与盆腔。阑尾炎穿孔时,脓液可沿此沟流至肝肾隐窝,甚至形成膈下脓肿。

46. 什么是降结肠旁沟?

在降结肠左侧,此沟上方常止于膈结肠韧带,下通左髂窝与盆腔。

47. 什么是右肠系膜窦?

呈三角形,由肠系膜根、升结肠、横结肠及其系膜的右半部围成。因有回肠末段及其系膜相隔,故此间隙有炎症时,渗出液常积聚于局部。

48. 什么是左肠系膜窦?

由肠系膜根、横结肠及其系膜的左半部、降结肠、乙状结肠及其系膜围成,向下通连盆腔。

49. 胃的位置在什么地方？

活体胃的位置常因体位、呼吸以及胃内容物的多少而变化。胃中度充盈时，大部分位于左季肋区，小部分位于腹上区。胃贲门在第 11 胸椎左侧，幽门在第 1 腰椎右侧。

50. 胃的毗邻脏器有哪些？

胃前壁右侧份邻左半肝，左侧份上部邻接膈，两者下方的胃前壁邻贴腹前壁，为胃的触诊部位。胃后壁隔网膜囊与膈、脾、胰、左肾、左肾上腺、横结肠及其系膜等相毗邻，这些器官结构共同形成胃床。

51. 供给胃的动脉有哪些？

供给胃的动脉有胃左动脉、胃右动脉、胃网膜左动脉、胃网膜右动脉、胃短动脉、胃后动脉。

52. 胃左动脉的走行与分布如何？

胃左动脉自腹腔干发出后，经网膜囊腹膜壁层的深面向左上方走行，至贲门后沿胃小弯急转向右，在小网膜两层之间与胃右动脉吻合。胃左动脉在贲门处发出食管支营养食管；行经胃小弯时发出 5～6 支至胃前、后壁。

53. 胃右动脉的走行与分布如何？

由肝固有动脉（或肝总动脉）发出后，下行至幽门部的上缘再沿胃小弯向左，走行于小网膜两层之间，沿途发出许多小支到胃小弯附近的胃前、后壁，其终支与胃左动脉吻合，形成胃小弯侧的动脉弓。

54. 胃网膜左动脉的走行与分布如何？

起于脾动脉末端或其脾支，经胃脾韧带入大网膜两层之间，沿胃大弯右行，终支多与胃网膜右动脉吻合成大弯侧的动脉弓，沿途分支至胃大弯附近胃前、后壁和大网膜。

55. 胃网膜右动脉的走行与分布如何？

发自胃十二指肠动脉，沿胃大弯大网膜前两层腹膜间向左走行，沿途分支至胃大弯附近胃前、后壁和大网膜。

56. 胃短动脉的走行与分布如何?

起于脾动脉末端或其分支,多为 3～5 支,经胃脾韧带至胃底前、后壁。

57. 胃后动脉的走行与分布如何?

有 60%～80%的人有此动脉,起自脾动脉或其上极支,经网膜囊后壁腹膜后方、胃膈韧带分布于胃底后壁,该支对胃大部切除后残胃的血液供应有重要作用。

58. 胃左静脉是怎样回流的?

胃左静脉在贲门处接受食管静脉支的汇入,该静脉支与奇静脉的食管支均起源于食管下段黏膜下层的食管静脉丛,因此是肝门静脉与上腔静脉间重要的侧副循环路径。它们分别与同名动脉伴行,汇入肝门静脉系统。

59. 胃的淋巴结有哪些?

胃的淋巴结主要分为四组:①胃左淋巴结位于胃左血管周围;②幽门上淋巴结与胃右淋巴结位于幽门上方和幽门部上缘;③胃网膜右淋巴结与幽门下淋巴结:沿胃网膜右血管排列;④脾淋巴结与胃网膜左淋巴结:为位于脾门附近的淋巴结。

60. 胃由哪些神经支配?

支配胃的神经有副交感神经、交感神经和内脏感觉神经。

61. 支配胃的迷走神经有何功能?

迷走神经各胃支在胃壁神经丛内终于副交感神经节,节后纤维支配胃腺与肌层,作用主要为促进胃酸和胃蛋白酶的分泌,并增强胃的运动。

62. 支配胃的迷走神经前干有何走行特点?

胃的副交感神经节前纤维来自迷走神经,在食管腹部的前面、近食管中线的浆膜深面下行。在贲门附近分为肝支和胃前支。肝支通常从前干的右侧发出,加入肝丛;胃前支沿小弯侧走行,沿途发出 4～6 条胃体前支,分布于胃体前壁,最后于胃角切迹附近分为 1～3 支终末支称为胃窦前神经或鸦爪支,分布于幽门窦及幽门管前壁。

第六章

63. 支配胃的迷走神经后干有何走行特点？

迷走神经后干比前干稍粗，在食管腹部右后方、浆膜的深面下行，在贲门附近分为腹腔支与胃后支。腹腔支沿胃左动脉向右行，加入腹腔丛。胃后支沿小弯深部走行，沿途发出 4～6 条胃体后支，分布到胃体后壁。最后分为 2～4 条终末支，称胃窦后神经或鸦爪支，分布于幽门窦及幽门管后壁。

64. 支配胃的交感神经有何走行特点？

胃的交感神经节前纤维来自脊髓 6～10 胸节，经交感干、内脏大神经至腹腔神经丛内的腹腔神经节，在节内交换神经元，节后纤维随腹腔干的分支至胃壁。作用主要为抑制胃的分泌和蠕动，增强幽门括约肌的张力，并使胃的血管收缩。

65. 胃的感觉冲动如何传导？

胃的痛觉冲动可能主要随交感神经通过腹腔丛、交感干传入脊髓 6～10 胸节。封闭腹腔丛可阻滞痛觉的传入。胃的牵拉感和饥饿感冲动则经迷走神经传入延髓。过度牵拉胃，可刺激迷走神经引起心搏骤停。

66. 十二指肠上部位置在哪里？毗邻脏器有哪些？

长约 5cm，在 L_1 右侧自幽门口起始，至胆囊颈急转向下，形成十二指肠上曲。上部前上方与肝方叶、胆囊颈相邻，初始 3cm 段的上缘构成网膜孔的下界，下方与胰头、胰颈相邻；后内侧有胆总管（十二指肠后段）、胃十二指肠动脉、肝门静脉，与下腔静脉间仅隔一些疏松结缔组织。

67. 十二指肠降部位置在哪里？毗邻脏器有哪些？

长约 8cm，自十二指肠上曲起，沿 L_2 右侧下降至 L_3，折转向左形成十二指肠下曲，续于水平部。降部为腹膜外位，前方有横结肠及其系膜跨过，并与肝右前叶及小肠襻相邻；后方与右肾门及右输尿管始部相邻；左侧邻胰头及胆总管（胰腺段）；右侧邻结肠右曲、升结肠。

68. 十二指肠水平部位置在哪里？毗邻脏器有哪些？

长约 10～12cm，自十二指肠下曲水平向左，横过 L_3 前方至其左侧，移行于升部。此部属腹膜外位。上方邻胰头、胰颈；前方有肠系膜根和肠系膜上血管跨过；当肠系膜上动脉夹角角度减小或起始位置过于低下等，可造成水平部受压，肠腔内容物不易通过,临床上称为肠系膜上血管压迫综合征。后方邻右输尿管、下腔静脉、腹主动脉和脊柱。

69. 十二指肠升部位置在哪里? 毗邻脏器有哪些?

长仅 2~3cm,由水平部始沿脊柱左侧向左上升至 L_2 左侧急转向前下,形成十二指肠空肠曲,下续空肠。

70. 什么是十二指肠大乳头?

十二指肠降部左后壁黏膜有一条十二指肠纵襞,其下端圆形隆起为十二指肠大乳头,约在降部中、下 1/3 交界处,为肝胰壶腹开口处。在其左上方(约 1cm),常可见一十二指肠小乳头,为副胰管的开口处。

71. 什么是十二指肠悬韧带或 Treitz 韧带?

十二指肠悬肌由肌纤维和结缔组织构成,由右膈脚连于十二指肠空肠曲上方。十二指肠悬肌与包绕其表面的腹膜皱襞共同构成十二指肠悬韧带或 Treitz 韧带,有上提和固定十二指肠空肠曲的作用,为手术中确定空肠起点的标志。

72. 十二指肠的血管和淋巴有哪些?

动脉主要有起于胃十二指肠动脉的胰十二指肠上动脉及起于肠系膜上动脉的胰十二指肠下动脉,两者分别沿胰头右缘的前、后而上下对行,吻合成前、后两弓,弓上分支营养十二指肠与胰头。静脉多与同名动脉伴行,汇入肝门静脉系统。

淋巴主要回流到胰十二指肠前、后淋巴结,再分别注入幽门下淋巴结或肠系膜上淋巴结。

73. 胰的位置在哪里? 毗邻脏器有哪些?

是人体内仅次于肝的大腺体,也是在消化过程中起主要作用的消化腺。胰深位于腹膜后隙,在腹上区与左季肋区,全长 14~20cm,横跨 L_1、L_2 椎体前方。胰的前方隔网膜囊与胃相邻,后邻下腔静脉、胆总管、肝门静脉和腹主动脉,其右端胰头被十二指肠环抱,左端胰尾接触脾门。

74. 胰分哪些部分?

胰自右向左分为头、颈、体、尾四部,各部无明显界限,但毗邻的脏器不同。

75. 胰头的位置在哪里？毗邻脏器有哪些？

　　是胰右端膨大的部分，在 L_2 右侧，其上、下、右三方被十二指肠包绕。胰头的后方有胆总管的胰腺段；下部有绕经肠系膜上动、静脉的后方、向左突出的钩突，使肝门静脉起始部、肠系膜上动、静脉夹在胰实质中。胰头癌或慢性胰腺炎等使胰头明显肿大时，可出现梗阻性黄疸和十二指肠受压或变形，如压迫肝门静脉，可导致瘀血及腹水。

76. 胰颈的位置在哪里？毗邻脏器有哪些？

　　是胰头与胰体之间较狭窄的部分，长 2～2.5cm。其前上方为幽门，上方有胆总管，后有肠系膜上静脉通过，并与脾静脉在胰颈后面汇合成肝门静脉。

77. 胰体的位置在哪里？毗邻脏器有哪些？

　　位于第 1 腰椎平面，脊柱前方，其前面膈网膜囊邻胃后壁，后有腹主动脉、左肾上腺、左肾及脾静脉。胰体上缘与腹腔干、腹腔神经丛相邻。

78. 胰尾的位置在哪里？毗邻脏器有哪些？

　　是胰左端的狭细部分，末端达脾门，行经脾肾韧带两层腹膜之间。在脾切除术中结扎脾门血管时，须注意勿伤及胰尾。

79. 什么是胰管？

　　位于胰实质内，起于胰尾，横穿胰腺，并收纳各小叶导管，到达胰头右缘时，常与胆总管汇合形成肝胰壶腹，经十二指肠大乳头开口于十二指肠腔。

80. 胰的血管和淋巴有哪些？

　　胰的动脉来自胃十二指肠动脉、肠系膜上动脉和脾动脉。胃十二指肠动脉发出胰十二指肠上动脉；肠系膜上动脉发出胰十二指肠下动脉；脾动脉发出的胰支包括：胰背动脉、胰下动脉、胰大动脉和胰尾动脉。胰的静脉多与同名动脉伴行，汇入肝门静脉系统。

　　胰的淋巴管沿血管达胰表面，注入胰上、下淋巴结及脾淋巴结，而后注入腹腔淋巴结。

81. 胰由哪些神经支配?

胰的神经来自腹腔丛、肝丛、脾丛和肠系膜上丛的胰支,这些神经支到达胰后形成胰前、后丛,当胰腺炎或胰腺肿瘤时,可刺激或压迫该神经丛而引起背部疼痛。

82. 肝外胆道系统是如何组成的?

肝外胆道系统包括肝左管、肝右管、肝总管、胆囊、胆囊管、胆总管。

83. 胆总管十二指肠上段(第一段)位置在哪里? 毗邻脏器有哪些?

自胆总管起始部至十二指肠上部上缘,在肝十二指肠韧带内沿其右缘下行。左邻肝固有动脉,右后邻肝门静脉,后有网膜孔,将手指伸入网膜孔中即可摸到此段胆总管。胆总管手术多在此段进行。

84. 胆总管十二指肠后段(第二段)位置在哪里? 毗邻脏器有哪些?

位于十二指肠上部的后面、下腔静脉的前方,肝门静脉的右侧。

85. 胆总管胰腺段(第三段)位置在哪里? 毗邻脏器有哪些?

该段上部多行经胰头后方,下部穿入胰头实质内紧贴其后面,循胆总管沟下行。此段胆总管与胰头关系密切,胰头癌或慢性胰腺炎时,此段胆总管常受压而导致梗阻性黄疸出现。

86. 胆总管十二指肠壁内段(第四段)位置在哪里? 毗邻脏器有哪些?

指胆总管斜穿十二指肠降部肠壁的一段,该段与胰管汇合后形成略显膨大的肝胰壶腹(Vater 壶腹),开口于十二指肠大乳头。

87. 什么是 Oddi 括约肌?

壶腹周围及附近所有括约肌统称为 Oddi 括约肌,分为三部:①胆总管括约肌:为一环行肌,围绕胆总管末端,是三部中最强大的,收缩时可关闭胆总管下端;②胰管括约肌:围绕胰管末端,常不完全,有时缺如;③肝胰壶腹括约肌:围绕肝胰壶腹周围,由十二指肠环行肌等肌纤维构成。

88. 支配肝外胆道的神经有哪些?

肝外胆道受自主神经和感觉神经双重支配。肝十二指肠韧带内有丰富的自主神经丛,可分为肝前、后丛,多数神经纤维伴肝动脉及其分支进入肝内。副交感神经兴奋引起胆囊的收缩,Oddi 括约肌舒张,使胆汁排入十二指肠。交感神经兴奋使胆囊舒张,Oddi 括约肌紧张,使胆汁储留在胆囊内。胆囊和胆道的痛觉经内脏神经传至脊髓。

右膈神经的躯体感觉神经纤维也经肝丛分布于肝外胆道等处。

89. 脾的位置在哪里? 毗邻脏器有哪些?

脾位于左季肋区第 9~第 11 肋的深面、胃底与膈之间。正常成年人的脾全被肋弓遮盖,不能扪及,若能扪及时肯定已经肿大,但婴儿的脾在肋缘下扪及属于正常现象。

脾的膈面与膈、膈结肠韧带接触;脏面前上份与胃底相邻;后下份与左肾、左肾上腺相邻;脾门邻近胰尾;下方与结肠左曲相接。

90. 脾有哪些血管?

脾动脉多起自腹腔干,循胰背侧面的上缘左行,沿途向胰发出分支,主干经脾肾韧带达脾门,在脾门附近分出胃短动脉与胃网膜左动脉后,分为 2~3 条脾支经脾门入脾。脾静脉由脾门处的 2~6 条属支汇合而成,居脾动脉后下方伴其右行,沿途收纳胰的静脉支、胃网膜左静脉、胃短静脉、肠系膜下静脉等,多在胰颈后方与肠系膜上静脉汇合成肝门静脉。

91. 脾的神经支配如何?

主要来自腹腔丛、左肾上腺丛和左膈丛,循脾动脉及其分支构成脾丛入脾分布。左膈神经终末支有时达膈脾韧带,故脾脏疾患,可出现左肩部牵涉性痛。

92. 肝的位置在哪里? 毗邻脏器有哪些?

大部分位于右季肋区与腹上区,小部分位于左季肋区,左、右肋弓间的部分与腹前壁相贴。肝右半部膈面借膈邻右肋膈隐窝与右肺底;脏面与右肾上腺、右肾、十二指肠上部及结肠右曲相邻;肝左半部膈面借膈邻心的膈面,后缘近左纵沟处贴邻食管,脏面与胃前面小弯侧相邻。

93. 什么是第一肝门?

肝的脏面较凹陷,有两纵一横呈"H"形的沟。左纵沟前部内有肝圆韧带,后部内有静脉韧带；右纵沟前部为胆囊窝，内纳胆囊，后部为腔静脉沟，有下腔静脉通过；横沟位于左、右纵沟之间，称肝门或第一肝门，为肝左、右管、肝门静脉左、右支、肝固有动脉左、右支及淋巴管和神经等出入肝的部位。

94. 什么是第二肝门？

在腔静脉沟的上部，肝左、中、右静脉出肝汇入下腔静脉处称第二肝门。

95. 什么是第三肝门？

在腔静脉沟的下部，右半肝脏面的肝右后下静脉及尾状叶的一些小静脉出肝汇入下腔静脉处称为第三肝门。

96. 什么是肝蒂？

进出肝门的肝管、肝固有动脉、肝门静脉、淋巴管及神经等，共同包被于结缔组织内，总称为肝蒂。

97. 什么是肝的 Glisson 系统？

肝门静脉、肝固有动脉及肝管的各级分、属支均相互伴行，并由血管周围纤维囊（Glisson 鞘）所包裹，组成 Glisson 系统。其一级分支划分左、右半肝，二级分支划分肝叶，三级分支划分肝段。

98. 肝中裂位置在哪里？

此裂在肝膈面上的投影，相当于胆囊切迹中点至下腔静脉左缘的连线。肝中静脉行于裂内。

99. 肝右叶间裂位置在哪里？

此裂在肝膈面上的投影，相当于自肝下缘右端与胆囊窝中点之间的中、外 1/3 交界处至下腔静脉右缘的连线，肝右静脉行于裂内。

100. 肝左叶间裂位置在哪里？

此裂在肝膈面上的投影，相当于肝圆韧带切迹至肝左静脉注入下腔静脉处的连线，肝左静脉的左叶间支行于裂内。

101. 肝左外叶段间裂位置在哪里？

此裂相当于自肝左静脉汇入下腔静脉处与肝左缘中、上 1/3 交界处连线的平面，肝左静脉行于裂内。

102. 肝右后叶段间裂位置在哪里？

此裂在肝的脏面相当于肝门横沟至肝右缘中点的连线。

103. 肝背裂的位置在哪里？

位于肝的后上部，为一额状位裂，自肝膈面向下终于肝门，将尾状叶与肝其他部分分隔开。

104. 肝如何分叶与分段？

肝中裂将肝分为左半肝与右半肝。左半肝被左叶间裂分为左外叶与左内叶，左外叶又被左外叶段间裂分为左外叶上段与左外叶下段，右半肝被右叶间裂分为右前叶与右后叶，右后叶又被右后叶段间裂分为右后叶上段与右后叶下段。尾状叶被肝中裂分为左、右两段，分属于左、右半肝。

105. 肝的血管有哪些？

肝的血管包括入肝血管和出肝血管两组。入肝血管包括肝固有动脉和肝门静脉，出肝血管主要为肝静脉。肝固有动脉的入肝血流为 25% 左右，供给肝本身代谢需要的营养物质；肝门静脉的入肝血流为 75% 左右，主要输送胃肠道吸收含大量营养物质的静脉血进入肝脏，进行加工以供利用和储存。

肝静脉收集经肝处理过的含各种物质的静脉血，最后汇成肝左、中、右静脉，在第二肝门处注入下腔静脉。此外，还有直接汇入下腔静脉的若干肝小静脉。

106. 肝的淋巴有哪些？

肝的淋巴分为浅、深两组。①浅组：行于肝实质表面的浆膜下，形成淋巴管网，分为肝脏面和膈面两部分。膈面的淋巴管多数注入膈上淋巴结，少数注入胃左淋巴结和腹腔淋巴结。肝脏面的淋巴管多走向肝门注入肝淋巴结；②深组：肝深淋巴管分为二组，一组伴肝门静脉分支行向肝门，大部分汇入肝淋巴结；第二组随肝静脉出第二肝门，注入膈上淋巴结和腹腔淋巴结。

107. 肝的神经有哪些?

来自腹腔神经丛和右膈神经。腹腔神经丛的分支围绕在入肝血管周围形成肝丛,并循入肝血管的分支入肝,分布于肝小叶间及肝细胞间。一般认为,肝血管仅由交感神经支配其收缩,以调节血流量,而胆管和胆囊则由交感神经和副交感神经(迷走神经)所分布。肝的传入神经是右膈神经,对切割、穿刺的痛觉不敏感,而肝肿大或牵拉肝纤维囊则感觉肝痛。

108. 空肠和回肠的位置如何?

空肠起于十二指肠空肠曲,占空、回肠全长的近侧 2/5,主要位于左腹外侧区与左髂区,一部分在脐区;回肠续于空肠,占空、回肠全长的远侧 3/5,主要位于脐区、右腹外侧区、右髂区,部分在腹下区与盆腔,末端续接盲肠,空、回肠间无明显分界。

109. 空肠和回肠的动脉有哪些?

来源于肠系膜上动脉,该动脉平第 1 腰椎起于腹主动脉,向前下经十二指肠水平部前方,入肠系膜行向右下,向左侧发出 12~18 条空、回肠动脉,在肠系膜内放射状走向肠壁,途中分支吻合形成动脉弓。

110. 空肠和回肠的静脉有哪些?

空、回肠静脉与同名动脉伴行,汇入肠系膜上静脉。肠系膜上静脉起自右髂窝内,由回肠末段、盲肠和阑尾的静脉汇合而成,继沿同名动脉右侧上行,至胰颈后方与脾静脉合成肝门静脉。

111. 空肠和回肠的淋巴有哪些?

空、回肠的淋巴管起自小肠绒毛内的中央乳糜管,逐级汇合成集合淋巴管。小肠的淋巴管伴血管走行,注入肠系膜淋巴结,后者输出管注入肠系膜上淋巴结,与腹腔淋巴结的输出管合成肠干。

112. 空、回肠的神经有哪些?

来自腹腔丛和肠系膜上丛,循肠系膜上动脉及其分支到肠壁,包括交感神经、副交感神经和内脏感觉神经纤维。

113. 空、回肠的交感神经有哪些？

节前纤维起于脊髓第 9～第 11 胸节，经交感干、内脏大、小神经入腹腔丛和肠系膜上丛，在腹腔神经节和肠系膜上神经节内换发节后纤维，分布到肠壁。作用为抑制肠的蠕动和消化液的分泌，使肠血管收缩。

114. 空、回肠的副交感神经有哪些？

节前纤维来自迷走神经，至肠壁内神经丛换元后的节后纤维，支配肌层和肠腺，作用为促进肠蠕动和消化液分泌，但并不支配肠管的血管。

115. 空、回肠的感觉神经纤维有哪些？

小肠的感觉是双侧传导的，随交感和副交感神经分别传入脊髓第 9～第 11 胸节和延髓。痛觉冲动主要经交感神经传入脊髓，故小肠病变时牵涉性痛多出现于脐的周围（T_9～T_{11} 神经分布区）。

116. 什么是回盲瓣？

回肠末端、盲肠、阑尾合称回盲部。盲肠多在右髂窝内，直立时可垂入盆腔，小儿盲肠位置较高。盲肠前邻腹前壁，常被大网膜覆盖，后邻髂腰肌，右侧为右结肠旁沟。回肠末端连接于盲肠的开口称回盲口，开口处有突向盲肠的上、下两襞，称回盲瓣，可防止结肠内容物反流，并控制回肠内食糜进入盲肠。

117. 什么是 McBurney 点？

阑尾根部的位置比较固定，附着处为三条结肠带的会合点，此为术中寻找阑尾根部的标志。其体表投影点常位于脐与右髂前上棘连线的中、外 1/3 交界处，称McBurney 点。

118. 什么是 Lanz 点？

左、右髂前上棘连线的右、中 1/3 交界处，称 Lanz 点。

119. 盲肠和阑尾的血供如何？

盲肠的动脉来自回结肠动脉的分支——盲肠前、后动脉，与动脉伴行的盲肠前、后静脉回流至结肠静脉。阑尾动脉多数为 1 支，常起于回结肠动脉或其分支，经回肠末部后方入阑尾系膜，沿其游离缘行走，沿途分支至阑尾。阑尾静脉与动脉伴行,经回结肠静脉汇入肠系膜上静脉。

120. 盲肠与阑尾的淋巴有哪些?

盲肠壁内的淋巴管经盲肠—回肠系膜内淋巴管,至盲肠前、后淋巴结及回结肠淋巴结,最后注入肠系膜上淋巴结。阑尾淋巴管在阑尾系膜内汇成较大的淋巴管后,经阑尾淋巴结,最后注入肠系膜上淋巴结群。

121. 盲肠、阑尾的神经有哪些?

盲肠和阑尾均受腹腔神经节和肠系膜上神经丛支配,肠系膜上神经丛由肠系膜上神经节的交感神经节后纤维与迷走神经的副交感神经纤维共同组成。其痛觉纤维随交感神经进入脊髓右侧第 10 胸节至第 1 腰节,其他感觉纤维随迷走神经行走,进入延髓孤束核。

122. 升结肠的位置在哪里? 毗邻脏器有哪些?

始于盲肠,沿腹腔右外侧区上行,至肝右叶下方转向左,形成结肠右曲,接横结肠。升结肠内、外侧分别形成右肠系膜窦和升结肠旁沟。结肠右曲后面贴邻右肾,内侧与十二指肠相邻,前上方有肝右叶与胆囊。

123. 横结肠位置在哪里? 毗邻脏器有哪些?

始于结肠右曲,向左呈下垂的弓形横过腹腔中部,至脾前方转折向下形成结肠左曲,续接降结肠。横结肠上方与肝、胃相邻,下方与空、回肠相邻。结肠左曲稍高于右曲,借膈结肠韧带附于膈下,后邻胰尾与左肾,前邻胃大弯并为肋弓所遮。

124. 降结肠位置在哪里? 毗邻脏器有哪些?

始于结肠左曲,沿腹腔左外侧区下行,于左髂嵴水平续于乙状结肠。降结肠内、外侧分别形成左肠系膜窦和降结肠旁沟。

125. 乙状结肠位置在哪里? 毗邻脏器有哪些?

接降结肠,呈乙状弯曲,跨过左髂外血管、髂腰肌、睾丸(卵巢)血管及输尿管前方降入盆腔,平第 3 骶椎续接直肠。因乙状结肠系膜较长,有时可发生乙状结肠扭转。

126. 结肠的动脉有哪些?

包括起于肠系膜上动脉的回结肠动脉、右结肠动脉、中结肠动脉,及起于肠系膜下动脉的左结肠动脉和乙状结肠动脉。各结肠动脉分支间依次吻合,在近结肠处形成一个连续的动脉弓,称为边缘动脉。由此发出许多终支直动脉,其短支在系膜带处穿入分布于附近肠壁,长支在浆膜下环绕肠管分布。

127. 结肠的静脉有哪些?

基本与动脉伴行。结肠左曲以上的静脉血汇入肠系膜上静脉,左曲以下的静脉血汇入肠系膜下静脉,最后均汇入肝门静脉。

128. 结肠的淋巴有哪些?

穿出肠壁后主要循血管行走。右、左半结肠的淋巴大致分别汇入肠系膜上、下淋巴结。

129. 结肠的神经有哪些?

支配升、横结肠的交感、副交感神经节前纤维分别来自脊髓 $T_6 \sim T_{10}$ 侧角与迷走神经背核;支配降结肠、乙状结肠的交感、副交感神经节前纤维分别来自脊髓 $L_1 \sim L_2$ 侧角与骶副交感核,两部分别经肠系膜上、下丛伴血管分布于肠壁。左、右半结肠的痛觉神经纤维分别伴左、右交感神经走行。

130. 肝门静脉的位置和分支有哪些?

常由肠系膜上静脉与脾静脉在胰颈或胰头后方汇合而成。自胰腺的后方上行,经十二指肠上部的深面进入肝十二指肠韧带(居胆总管与肝固有动脉的后方),上行抵肝门,分左、右两支分别入左、右半肝。

131. 肝门静脉的属支有哪些?

主要包括脾静脉、肠系膜上、下静脉、胃左、右静脉、胆囊静脉与附脐静脉等。上述属支除胆囊静脉、附脐静脉为数条细小静脉外,主要属支基本与各自的同名动脉伴行。肠系膜下静脉多汇入脾静脉;胃左、右静脉多直接汇入肝门静脉;胆囊静脉常汇入肝门静脉或其右支;附脐静脉沿肝圆韧带向肝下面走行,注入肝门静脉。

132. 肝门静脉系与上、下腔静脉系间的吻合有哪些？

主要有食管静脉丛、直肠静脉丛、脐周静脉网及 Retzius 静脉（属于肝门静脉系的腹腔脏器与下腔静脉属支相吻合的小静脉）。肝门静脉因回流受阻而压力增高时，肝门静脉系的血液可通过这些吻合支流向上、下腔静脉系。此时吻合处的小静脉变得粗大弯曲（如可见脐周静脉曲张），甚至血管破裂，引起大量呕血及便血等，亦可导致脾和胃肠的静脉瘀血。

133. 什么是腹膜后隙？

位于腹后壁腹内筋膜与后部壁腹膜之间，是腹腔的一部分，上方至膈，下达骶岬、骨盆上口等处，此隙上经腰肋三角与后纵隔通连，下与盆腔腹膜后隙延续，故腹膜后隙内的感染易向上、下扩散。腹膜后隙内有肾、肾上腺、输尿管腹段、胰、十二指肠的二、三部、腹主动脉及其分支、下腔静脉及其属支、胸导管起始部、腰交感支、腹腔神经丛等重要结构，并有大量疏松结缔组织。

134. 肾的位置如何？何谓肾角？

位于脊柱腰段的两侧，贴靠腹后壁的上部。右肾上端平 T_{12} 上缘，下端平 L_3 上缘；左肾上端平 T_{11} 下缘，下端平 L_2 下缘。第 12 肋斜越左肾后面的中部、右肾后面的上部。肾门的体表投影在腰背部为 L_1 棘突下缘外侧 5cm 处，相当于第 12 肋与竖脊肌外侧缘的交角处，该角称为肋脊角或肾角，肾有病变时，此处可有压痛或叩击痛。

135. 肾的毗邻脏器有哪些？

两肾上方借疏松结缔组织与肾上腺相邻，内下方以肾盂续输尿管，两肾内后方为腰交感干。

左肾上部前面与胃及脾相邻，中部有胰尾横过，下部邻空肠襻与结肠左曲，内侧有腹主动脉；右肾前面的上部邻贴肝右叶，中部内侧缘邻十二指肠降部，下部为结肠右曲，内侧有下腔静脉。两肾后面第 12 肋以上与膈、肋膈隐窝相邻；第 12 肋以下由内向外有腰大肌、腰方肌、腹横肌，以及腰丛上部分支等相邻。

136. 肾的被膜是如何构成的？

肾的被膜由外向内依次为肾筋膜、脂肪囊、纤维囊。

137. 肾的动脉有哪些？

起自腹主动脉，经肾门入肾。入肾门前，多分为前、后两干，前干行于肾盂前方，分出上段动脉、上前段动脉、下前段动脉、下段动脉，后干行于肾盂后方，延续为后段动脉。各肾段动脉间缺乏吻合，当某一肾段动脉血流受阻时，相应肾段可发生坏死。肾动脉还发出肾上腺下动脉、输尿管动脉等。

138. 回流肾的静脉有哪些？

无节段性，但有广泛吻合。肾内静脉在肾窦内汇成 2～3 支，出肾门后合为一条，经肾动脉的前方汇入下腔静脉。左肾静脉常还收纳左肾上腺静脉、左睾丸（卵巢）静脉。

139. 肾的淋巴有哪些？

浅组引流脂肪囊和肾筋膜的淋巴，深组引流肾实质的淋巴。两组淋巴管互相吻合注入肾盂后方的肾门淋巴结，后者输出管注入腰淋巴结或直接汇入腰干。

140. 肾有哪些神经支配？

肾的交感、副交感神经均来自肾丛。肾内的神经主要是交感神经，而副交感神经可能只终止于肾盂平滑肌。感觉神经循交感、副交感神经走行，故切除或封闭肾丛可消除肾疾患引起的疼痛。

141. 输尿管位置在哪里？ 毗邻脏器有哪些？

腹部在脊柱两侧，起于肾盂，在腰大肌前方下行，至跨越髂血管处移行于输尿管盆部，此段长 13～14cm。

右输尿管腹部的前方自上而下依次为十二指肠降部、右结肠血管、回结肠血管、睾丸（卵巢）血管、回肠末段，下份的外侧与回盲部及阑尾相邻。左输尿管腹部的前方有十二指肠空肠曲、左结肠血管、睾丸（卵巢）血管、乙状结肠系膜等跨过。

142. 输尿管的血管与淋巴如何？

输尿管腹部的行程长，动脉来源多，动脉管径细小，手术时如不慎损伤，可引起输尿管瘘。其主要有肾动脉、睾丸（卵巢）动脉、腹主动脉等分支供应，其静脉与动脉伴行回流。

输尿管腹部上份的淋巴管回流至主动脉旁淋巴结,下份的淋巴管注入髂总淋巴结。

143. 输尿管有哪些神经支配?

输尿管的神经来自腹主动脉丛、肾丛、腹下丛。

144. 肾上腺位置在哪里? 毗邻脏器有哪些?

紧贴肾的上端,与肾同包于肾筋膜和脂肪囊内。肾上腺与肾之间有薄层脂肪结缔组织相隔,故肾下垂时,肾上腺不随其下垂。左肾上腺,前邻胃、胰及脾动脉,内侧为腹主动脉,后面为膈。右肾上腺前邻肝,后面为膈,内侧紧邻下腔静脉。

145. 肾上腺的血管与淋巴支配如何?

肾上腺的动脉有肾上腺上、中、下动脉,分别起于膈下动脉、腹主动脉和肾动脉。左、右肾上腺静脉通常各为 1 支,左侧汇入左肾静脉,右侧汇入下腔静脉。肾上腺的淋巴管注入主动脉旁淋巴结和后纵隔淋巴结。

146. 肾上腺有哪些神经支配?

肾上腺的神经纤维来自腹腔神经丛、腹腔神经节,进入肾上腺髓质。

147. 腹主动脉位置与分支如何?

在膈的主动脉裂孔续于胸主动脉,沿脊柱左前方下行,至第 4 腰椎下缘水平分为左、右髂总动脉。

腹主动脉前方有胰、十二指肠升部及小肠系膜根等;后方有第 1～4 腰椎及椎间盘;右侧为下腔静脉;左侧为左交感干腰部。腹主动脉周围还有腰淋巴结、腹腔淋巴结和神经丛等。

148. 下腔静脉的属支及其位置如何?

在 L_4～L_5 椎体右前方由左、右髂总静脉汇合而成,于脊柱前方沿腹主动脉右侧上行,经肝的腔静脉沟、穿膈的腔静脉孔进入胸腔,注入右心房。

下腔静脉前方有肝、胰头、十二指肠水平部、右睾丸(或卵巢)动脉、肠系膜根等跨过。后方有腰椎体、右膈脚、右腰交感干和腹主动脉的壁支。左侧为腹主动脉;右侧与右腰大肌、右输尿管、右肾和右肾上腺相邻。

149. 什么是腰交感干？

由3或4个椎旁神经节和节间支构成，位于腰椎椎体前外侧表面，腰交感干被腰肌及其筋膜与腰丛分隔。其上方连于胸交感干，下方延续为骶交感干。左、右交感干之间有交通支相连，行腰交感神经切除术时，须同时切除。左交感干与腹主动脉相邻，右侧者为下腔静脉所掩盖，两侧的下端分居左、右髂总静脉的后方。

150. 如何行腰交感干阻滞定位？

腰交感干阻滞多在 L_2 棘突旁 4～5cm 处进针，针尖位于腰椎椎体的前外侧面，如果针的位置恰当，局部麻醉药可以沿交感干扩散。穿刺时须注意针尖勿伤及主动脉。

151. 什么是腹腔丛？

为最大的内脏神经丛，位于腹主动脉上段的前方、两侧肾上腺之间，环绕腹腔干和肠系膜上动脉根部的周围。丛内主要含有腹腔神经节、肠系膜上神经节、主动脉肾神经节等。由来自内脏大、小神经、腰交感干的上位椎旁神经节发出的纤维、膈神经分支和迷走神经腹腔支等共同构成。

152. 什么是腹腔神经节？

位于两肾上腺内侧，接受内脏大神经中的交感节前纤维，大部分纤维在此节换发节后纤维。由腹腔丛和腹腔神经节发出的纤维，与来自迷走神经腹腔支的副交感纤维进一步相互交织，再形成多个次级内脏神经丛，随腹主动脉的分支分布于各腹腔脏器。成对的丛有膈丛、肾丛、肾上腺丛等；不成对的丛主要有肠系膜上丛、腹主动脉丛、肠系膜下丛以及肝丛、脾丛、胰丛等。各副丛发出的分支分别沿同名动脉分支到达各器官。

153. 如何行腹腔丛阻滞定位？

腹腔丛阻滞途径多在 L_1 棘突旁 7～10cm，贴第 12 肋下缘进针，针体与正中矢状面成角 30°～45°。穿刺针将在 7～9cm 的深度触及第 1 腰椎体。如果触及骨面的位置较表浅，则有可能是碰到了横突，退针至皮下，增加针的角度，使针尖滑过椎体的外缘。在左侧（主动脉侧），一旦针尖滑过椎体外缘，继续进针 1.5～2.0cm 或直到通过针的传导确定主动脉搏动；在右侧，滑过椎体后可继续进针 2～3cm。

154. 腰丛的组成、分支及分布如何?

腰丛由 T_{12} 神经前支、L_1～L_4 神经前支构成,分支包括髂腹下神经、髂腹股沟神经、生殖股神经、股外侧皮神经、股神经和闭孔神经等,分布于髂腰肌、腰方肌、腹壁下缘与大腿前内侧的肌肉和皮肤、小腿与足内侧及大腿外侧的皮肤以及生殖器等处。

155. 什么是腰大肌间隙法腰丛阻滞?

在 L_4 棘突下 3cm、后正中线外侧 5cm 处垂直进针,触及 L_5 横突(进针 4～6cm),稍退针从 L_5 横突上缘滑过,出现落空感即进入腰大肌间隙(6～8cm),此时即可注药。亦可在两侧髂嵴最高点连线上方 1.5cm、后正中线外侧 4cm 处穿刺,触及 L_4 横突后从该横突下缘下方向前进入腰大肌间隙。

156. 什么是腹股沟血管旁阻滞法腰丛阻滞?

患者仰卧,下肢轻度外展,于腹股沟韧带下方、股动脉外侧 1cm 处穿刺,穿刺针以 45°向头侧推进,两次突破感(穿过阔筋膜与髂筋膜)后出现异感回抽无血即可注药。

157. 腹横肌平面阻滞的经典解剖路径?

患者平卧位,将超声探头放置于腋中线髂嵴和肋缘之间,此时超声显示器上出现腹壁三层肌肉:最浅层为腹外斜肌,中间最厚一层为腹内斜肌,深部最薄一层为腹横肌。超声探头横向置于腋中线髂嵴上方,穿刺针垂直腋中线水平,以平面内技术进针,当针尖显示到达腹横肌与腹内斜肌之间平面时,回抽无血无气,即可注入一定量的局部麻醉药。

158. 腹横肌平面阻滞肋缘下的解剖路径?

患者平卧位,将超声探头斜向矢状面放置于肋缘下,超声显示屏显示三层腹壁肌肉,于靠近剑突部位以平面内技术进针,当针尖显示到达腹横肌与腹内斜肌之间平面时,回抽无血无气,即可注入一定量的局部麻醉药。

159. 腹横肌平面阻滞臀后部(Petit 三角)的解剖路径?

患者平卧位,将超声探头放置于腋中线髂嵴和肋缘之间,此时超声显示器上出现腹壁三层肌肉,向后缓慢移动超声探头,可发现腰方肌位于腹横肌浅面。固定超声探头，以平面内技术进针，当针尖到达腹横肌与腹内斜肌之间平面时，回抽无血无气，即可注入一定量的局部麻醉药。

160. 腰方肌阻滞 QL1 的解剖路径？

操作方法：患者平卧位，超声探头横放于髂嵴上方，找到腰方肌，在 Petit 三角进针，针尖到达腰方肌前外侧缘、腹横肌腱膜深面，注入局部麻醉药。

161. 腰方肌阻滞 QL2 的解剖路径？

操作方法：患者平卧位，超声探头横放于髂嵴上方，确认腰方肌位置，穿刺针刺入腰方肌后侧，位于腰方肌和背阔肌之间，注入局部麻醉药。

162. 腰方肌阻滞 QL3 的解剖路径？

操作方法：患者侧卧位，超声探头横放于髂嵴上方，找到腰方肌，穿刺针在探头后缘平面内向腰方肌前内侧方向进针，直至筋膜层，将局部麻醉药注入腰方肌与腰大肌之间，注药后可见腰大肌下压的图像。

163. 腰方肌阻滞 QL4 的解剖路径？

操作方法：患者仰卧位，超声探头横放于髂嵴上方，确认腰方肌位置，针尖刺入腰方肌内，注入局部麻醉药，整块腰方肌及周围筋膜全部被阻滞。

164. 腹直肌阻滞的解剖路径？

操作方法：使用线阵探头，横向置于腹直肌部位皮肤表面，采用彩色多普勒模式辨认腹壁动脉。超声下可见高回声的腹直肌前鞘、低回声的腹直肌、高回声的腹直肌后鞘、高回声的腹膜、高回声的蠕动的肠管。在脐外侧水平，采用由外向内平面内进针，依次穿过皮肤、皮下组织、腹直肌前鞘、腹直肌，针尖位于腹直肌与腹直肌后鞘之间，注药后可见腹直肌与腹直肌后鞘分离。也可选择在脐内侧水平处进针，进针方向由内向外。

165. 髂腹下髂腹股沟神经阻滞的解剖路径？

操作方法：高频线阵探头垂直放置于患侧髂前上棘内侧腹壁，与脐和髂前上棘连线平行，逐层识别腹外斜肌、腹内斜肌、腹横肌，辨别出腹内斜肌与腹横肌之间髂腹下神经和髂腹股沟神经的椭圆形或圆形回声，采用由外向内平面内进针，针尖到达神经周围,回抽无血,注入一定量局部麻醉药。

（张野　胡宪文）

参考文献

［1］　张励才.麻醉解剖学(第 4 版)［M］.北京：人民卫生出版社,2016.
［2］　崔慧先,李瑞锡.局部解剖学(第 9 版)［M］.北京：人民卫生出版社,2018.
［3］　柏树令,丁文龙.系统解剖学(第 9 版)［M］.北京：人民卫生出版社,2018.

盆部与会阴的解剖及
神经阻滞定位

1. 骶丛的组成、位置以及分布是什么?

骶丛由腰骶干以及全部骶神经和尾神经的前支组成。骶丛位于盆腔内,在骶骨及梨状肌前面,髂内动脉的后方,其分支分别穿梨状肌上、下孔分布于盆壁(包括臀部)、会阴和下肢。

2. 骶丛阻滞如何定位?

骶丛阻滞是将穿刺针经第1~第4骶后孔穿至相应骶前孔处注药,使麻醉药沿骶骨前面扩散阻滞骶丛。首先在髂后上棘内下方1cm处确定 S_2 后孔,再在骶角外上方确定 S_4 后孔,在此二孔连线中点处确定 S_3 后孔,最后在第2骶后孔上方1~2cm处确定第1骶后孔。从皮肤至各骶后孔的距离各不相同,一般第1骶后孔为2~2.5cm,以下依次减少0.5cm。

3. 如何进行骶旁阻滞?

骶旁阻滞根据髂后上棘与坐骨结节间关系定位。患者侧卧位,阻滞侧在上。找到髂后上棘与坐骨结节最突出的地方,两点间作一连线。沿此线在髂后上棘下方6cm处作一标记,即进针点。以10cm长的21G穿刺针沿矢状面进针,一般深度5~7cm时可诱发出运动反应。穿刺针准确到位后,缓慢注射20~30mL局部麻醉药。刺激胫神经时引出足跖屈,刺激腓总神经时引出背屈,两者任一反应均提示定位合适。

4. 如何经骶旁入路进行骶丛神经超声定位?

患者取侧卧位,阻滞侧肢体向上,轻度前倾,髋膝关节略屈曲。多选用2~

5MHz 低频凸阵探头，标记坐骨结节和髂后上棘并画一连线。探头横置于髂后上棘位置，与脊柱垂直。超声下显示斜坡状的骶髂关节影像。在连线上向尾侧移动探头，直至骶髂关节消失，超声下可显示外侧的髂骨和内侧的骶骨声像，髂骨和骶骨之间的空隙即坐骨大孔，浅层是臀大肌和三角形的梨状肌，梨状肌的深层、坐骨大孔处可显示高回声的骶丛神经声像。

5. 如何经外侧入路进行骶丛神经超声定位？

　　患者取俯卧位，双下肢自然伸直，充分暴露臀部和大腿外侧部。选用 2～5MHz 低频凸阵探头。探头垂直置于髂骨外侧腋中线上、髂前上棘水平，探头与股骨垂直，超声下可显示臀大肌、臀中肌和臀小肌声像，肌肉的深部为弧形的髂骨声像，沿腋中线向足侧移动探头，可见连续的、高回声的髂骨声像变短，即为坐骨大孔位置，髂骨的后侧、梨状肌的内侧可获得高回声的骶丛神经声像。探头也可垂直置于腋中线上、股骨粗隆水平，超声下可见股骨声像，沿腋中线向头侧移动探头，直至髋臼声像消失，即至上述骶丛神经水平。

6. 上腹下丛的组成、位置以及分布是什么？

　　上腹下丛（又称骶前神经）位于 L_5 及 S_1 上部的前方，两髂总动脉之间。是腹主动脉丛向下的延续部分，此丛分出左、右腹下神经，分别连接左、右下腹下丛。

7. 下腹下丛的组成、位置以及分布是什么？

　　下腹下丛（即盆丛）位于直肠两侧，接受由上腹下丛、骶交感神经节发出的节后纤维及由盆内脏神经来的副交感节前纤维。其分支伴髂内动脉的分支走行，再围绕盆腔器官形成直肠丛、膀胱丛、前列腺丛、子宫阴道丛等，并随动脉分支分布于盆腔各脏器。

8. 上腹下丛阻滞如何定位？

　　患者取侧卧位，于 L_5 和 S_1 棘突间隙中点外侧 5～7cm 处进针，与皮肤约呈 60°刺向椎体外缘方向，在 X 线透视引导下缓慢进针穿透椎间盘抵达神经丛附近，注入造影剂证实针尖在腹膜后间隙的位置正确后，缓慢注入局部麻醉药。

9. 上腹下丛阻滞的应用范围有哪些？

　　下腹下丛包含来自宫颈、子宫、膀胱、前列腺和直肠的内脏感觉纤维，阻滞上腹下丛可间接阻滞下腹下丛,通常用于宫颈癌、子宫癌、膀胱癌、前列腺癌或直肠癌的患者,对某些妇女长期不明原因的良性盆腔痛亦有效果。

10. 直肠的神经分布和支配是什么?

直肠和齿状线以上的肛管由交感神经和副交感神经支配。交感神经发自肠系膜下丛和盆丛;副交感神经发自盆内脏神经,经盆丛、直肠下丛并通过直肠侧韧带分布于直肠和肛管。与排便反射有关的感觉纤维也经盆内脏神经传入。在齿状线以下由属于躯体神经的阴部神经分支支配。感觉纤维分布于肛管及肛门周围皮肤,运动纤维支配肛门外括约肌。

11. 膀胱的神经分布和支配是什么?

膀胱的交感神经来自脊髓 T_{11}、T_{12} 和 L_1、L_2,经盆丛随血管至膀胱壁,使膀胱平滑肌松弛,尿道内括约肌收缩而储尿。副交感神经来自脊髓 $S_2 \sim S_4$ 的盆内脏神经,支配膀胱逼尿肌,抑制尿道括约肌,是与排尿相关的主要神经。膀胱排尿反射的传入纤维,也是通过盆内脏神经传入。

与意识性控制排尿相关的尿道括约肌(女性为尿道阴道括约肌),则由阴部神经支配。

12. 子宫的固定装置包括什么?

①子宫阔韧带,位于子宫两侧,由子宫前、后面经侧缘向外伸至盆侧壁所形成的冠状位双层腹膜构成;②子宫圆韧带;③子宫主韧带;④骶子宫韧带;⑤耻骨子宫韧带。

13. 子宫的神经分布和支配是什么?

子宫神经主要来自盆丛的子宫阴道丛。其交感神经节前纤维来源于胸 11、12 和腰 1、2 脊髓节,副交感神经节前纤维来源于 $S_2 \sim S_4$ 经盆内脏神经到达子宫。交感神经作用引起子宫及血管收缩,副交感神经作用引起子宫及血管舒张。子宫的传入纤维经上腹下丛、腰交感干及 T_{11}、T_{12} 神经后根进入脊髓,其中还含有来自子宫底和子宫体部的痛觉传入纤维,因此子宫手术的麻醉平面必须超过 T_{11} 神经所支配的范围。

14. 宫颈旁神经的位置和支配范围是什么？

宫颈旁神经位于宫颈旁的子宫阴道神经丛中，在子宫阔韧带基底部两侧层之间，子宫颈及阴道上部两侧。来自腹下丛的部分神经节前纤维伴阴道动脉下行分布于阴道，其余分布于子宫颈、子宫体和输卵管。

15. 宫颈旁神经的阻滞方法是什么？

以左示指和中指轻轻进入阴道引导，右手持针，在宫颈旁阴道侧、后穹交界处进针，穿过阴道黏膜1～2cm，回抽无血后注入局部麻醉药即可。穿刺注药时避免损伤子宫动脉、静脉丛和输尿管等周围结构。对侧也采用同样的方法阻滞。

16. 宫颈旁神经阻滞的应用主要是什么？

宫颈旁神经阻滞主要用于阴道无痛分娩、妇科诊断刮宫术、人工流产术和经阴道子宫摘除术辅助麻醉等，通过置入穹隆的注药导管进行连续阻滞镇痛。

17. 输卵管分几部分？

输卵管位于子宫两侧，包裹在腹膜所形成的子宫阔韧带上缘内。长8～12cm，由内向外分为四部：输卵管子宫部、输卵管峡、输卵管壶腹、输卵管漏斗。

18. 肛管齿状线上、下的组织上皮结构有什么不同？

齿状线以上的部分来源于内胚层，其上皮为复层立方上皮或柱状上皮（为黏膜）；线以下的部分来源于外胚层，其上皮为复层扁平上皮（为皮肤），所以，在齿状线以上常发生腺癌，在齿状线以下为鳞状细胞癌。

19. 肛管齿状线上、下的组织血供有什么不同？

齿状线上方的动脉为直肠上动脉（痔上动脉）和直肠下动脉（痔中动脉），静脉为直肠上静脉（痔上静脉）和直肠下静脉（痔中静脉）；线下方的动脉为肛动脉（痔下动脉），静脉为肛静脉（痔下静脉）。

20. 肛管齿状线上、下的组织淋巴回流有什么不同？

齿状线以上的淋巴管沿直肠上血管达肠系膜下淋巴结，或向下向外伴随直肠下血管汇入髂内淋巴结；线以下的淋巴管入腹股沟淋巴结。

21. 肛管齿状线上、下的组织神经分布有什么不同?

齿状线以上为内脏神经支配,痛觉不敏感;线以下为躯体神经(肛门神经)支配,痛觉敏锐。

22. 阴部神经的组成、走行和分支是什么?

阴部神经由 $S_2 \sim S_4$ 神经前支在盆腔组成,伴阴部内动、静脉出梨状肌下孔至臀部,共同绕坐骨棘,穿经坐骨小孔到坐骨直肠窝,向前进入阴部管,分支分布于会阴与外生殖器的肌肉与皮肤。阴部神经在坐骨直肠窝内发出的分支有:肛(直肠下)神经、会阴神经、阴茎(阴蒂)背神经。

23. 阴部神经的阻滞定位和应用是什么?

阴部神经阻滞定位主要有 2 种方法:①以左手示指伸入肛门,摸到坐骨棘,右手持针,在坐骨结节与肛门连线中点,经皮下进针至坐骨棘,遇到骶棘韧带,深度 $3\sim6cm$,注入局部麻醉药即可;②也可以经阴道摸到坐骨棘,然后以手指为向导,针自阴道刺向坐骨棘及骶棘韧带注入局部麻醉药。阴部神经阻滞产科多应用,如会阴切开或产钳分娩等。另外,包皮环切术时常阻滞阴茎背神经。

24. 阴茎的神经支配是什么?

阴茎受阴部神经发出的两侧阴茎背神经的支配,在 Buck 筋膜深部进入阴茎,并分为背侧支和腹侧支。此外,生殖股神经和髂腹股沟神经通过皮下分支提供阴茎根部的感觉。阴茎的内脏神经来自盆丛,交感神经有阴茎海绵体大、小神经,分布于阴茎;副交感神经来自 $S_2 \sim S_4$ 神经前支(盆内脏神经),随血管分布于各海绵体的勃起组织,故名勃起神经。

25. 阴茎背神经的走行和分布是什么?

阴茎背神经为阴部神经的 2 条终支之一,穿骨盆横韧带下缘至阴茎背部,在阴茎背动脉外侧行向阴茎头,为阴茎的主要感觉神经,分布于阴茎的皮肤、包皮、阴茎头及海绵体。

26. 阴茎背神经的阻滞方法是什么?

行包皮环切术等阴茎手术时,可在阴茎根背面两侧深部行阴茎背神经的阻滞麻醉。在阴茎根部和两侧旁开 $2\sim4cm$ 应用局部麻醉药行扇形(三角形)区域阻滞,能够阻滞阴茎的感觉神经并避免血管损伤。如需更满意的阻滞效果或扩大手术范围,可在耻骨联合面中线外侧 30°~60°进针达耻骨联合下界,轻轻退针,变动进针方向使其刚好擦过骨面,刺过 Buck 筋膜,回抽无血注入局部麻醉药。

27. 男性尿道的 3 个狭窄、3 个扩大和 2 个弯曲分别在哪里?

男性尿道全程有 3 个狭窄、3 个扩大和 2 个弯曲。3 个狭窄分别位于尿道内口、膜部和尿道外口。3 个扩大为前列腺部、尿道球部和尿道舟状窝。2 个弯曲:一个弯曲为耻骨下弯,位于耻骨联合下方 2cm 处,凹向前上方,位于尿道前列腺部、膜部、海绵体部的起始部,该弯曲固定不能改变;另一弯曲是耻骨前弯,在耻骨联合的前下方,凹面向下,位于阴茎体(可动部)与阴茎根(固定部)的移行处。

28. 腹横平面定位在哪里? 腹横平面阻滞的应用范围有哪些?

前腹壁(皮肤、肌肉和壁筋膜)是由低位胸神经(T_7~T_{12})和 L_1 神经前支支配的。这些躯干神经的终末支,在腹内斜肌和腹横肌之间经过外侧腹壁。这个肌间平面叫腹横平面。

腹横平面阻滞可用于剖腹手术、阑尾切除术、腹腔镜手术、腹壁成形术、剖宫产手术术后镇痛。

29. 腹横平面阻滞的超声定位和阻滞如何进行?

患者取仰卧位,将探头来回滑动、扫描肋缘和髂嵴之间腋前线处的腹壁,显示三层肌肉,被高回声筋膜分开:腹外斜肌、腹内斜肌和腹横肌。一旦识别腹横平面,采用平面内技术从内向外进针穿过皮下组织、腹外斜肌和腹内斜肌。当针尖进入两层肌肉之间时会有突破感。当注射的局部麻醉药在肌肉组织内时继续小心进针或退针 1~2mm,再注射局部麻醉药。重复上述步骤直到针尖到达正确的位置。可见局部麻醉药在腹横肌和腹内斜肌之间扩散。

30. 闭孔神经的组成和分布是什么?

闭孔神经主要来自 L_3 和 L_4 脊神经,偶尔也有发自 L_2 的小分支参与其中。闭孔神经起自腰大肌内缘,位于深部闭膜管内,离开闭孔管后分出前支和后支。前支又分出关节支及多支皮神经,分别支配髋部与前内收肌和大腿下部内侧;而后支除支配深部内收肌群外,可能发出关节支支配膝关节。

31. 闭孔神经的阻滞方法是什么?

患者仰卧,标记耻骨结节外侧 1～2cm,再向下 1～2cm 处作为进针点。做一皮丘,以 8～10cm 长的 22G 穿刺针垂直并稍向内侧方向进针。进针 2～4cm 可触及耻骨下支,随即向耻骨支的侧下方进针直至进入闭膜管。当穿刺针触及耻骨支后再进针 2～3cm 即为闭孔神经。回抽无血后注入 10～15mL 局部麻醉药。神经刺激仪有助于定位,大腿内侧内收肌肌群收缩表明穿刺针位置正确。

(张孟元)

第八章

脊柱区的解剖及穿刺入路

1. 什么是脊柱区？有哪些区域组成？

脊柱区是指包括脊柱及其后方和两侧软组织所配布的区域，主要可分为：①项区：上界即脊柱区的上界，下界为 C_7 棘突至两侧肩峰的连线；②胸背区：上界即项区下界，下界为 T_{12} 棘突、第 12 肋下缘、第 11 肋前份的连线；③腰区：上界即胸背区下界，下界为两髂嵴后份及两髂后上棘的连线；④骶尾区：为两髂后上棘与尾骨尖三点间所围成的三角区。

2. 脊柱区有哪些体表标志？

棘突在后正中线上可摸到大部分椎骨棘突。骶角骶正中嵴的两侧各有一条骶中间嵴，其下突为骶角。骶管裂孔两骶角之间有一缺口，是椎管的下口。髂嵴为髂骨翼的上缘，呈 S 状弯曲，前部凹向内方，后部凹向外方，两侧髂嵴最高点的连线平对 L_4 棘突。髂后上棘是髂嵴后端的突起，两侧髂后上棘的连线平 S_2 棘突。肩胛骨下角在双上肢自然下垂时平对 T_7 棘突。

3. 脊柱区有哪些软组织？

脊柱区的软组织由皮肤、浅筋膜、深筋膜、背肌和血管神经等组成。

4. 项区有哪些皮神经？

项区皮神经来自颈神经后支，其中较粗大的皮支有枕大神经和第Ⅲ对枕神经。枕大神经是 C_2 神经后支的分支，在斜方肌起点上项线下方浅出，伴枕动脉分支上行，分布至枕部皮肤。第Ⅲ对枕神经是 C_3 神经后支的分支，穿斜方肌浅出，分布至项区上部皮肤。

5. 胸背区和腰区有哪些皮神经？

胸背区和腰区皮神经来自胸、腰神经后支的分支。各支在棘突两侧浅出，上部分支几乎呈水平位向外侧行，下部分支斜向外下，分布至胸背区和腰区皮肤。T_{12}神经后支的分支可至臀区。

6. 骶尾区有哪些皮神经？

骶尾区皮神经来自骶、尾神经后支的分支，自髂后上棘至尾骨尖连线上的不同高度穿臀大肌起始部浅出，分布至骶尾区皮肤。其中 $S_1 \sim S_3$ 神经后支的分支组成臀内侧皮神经。

7. 脊柱区有哪些浅血管？

项区的浅动脉主要来自枕动脉、颈浅动脉和肩胛背动脉等的分支。胸背区来自肋间后动脉、肩胛背动脉和胸背动脉等的分支。腰区来自腰动脉分支。骶尾部来自臀上、下动脉等的分支。各动脉均有伴行静脉。

8. 什么是项筋膜？

项筋膜位于斜方肌深面，包裹夹肌和半棘肌，内侧附于项韧带，上方附于上项线，向下移行为胸腰筋膜后层。

9. 什么是胸腰筋膜？

在胸背区较为薄弱，向下至腰区增厚，并分为前、中、后三层。

（1）后层覆于竖脊肌后面，内侧附于腰椎棘突和棘上韧带，外侧在竖脊肌外侧缘与中层愈合，形成竖脊肌鞘。

（2）中层位于竖脊肌与腰方肌之间，内侧附于腰椎横突尖和横突间韧带，外侧在腰方肌外侧缘与前层愈合，形成腰方肌鞘。

（3）前层又称腰方肌筋膜，位于腰方肌前面，内侧附于腰椎横突尖，向下附于髂腰韧带和髂嵴后份，上部增厚形成内、外侧弓状韧带。

10. 脊柱区由哪几层肌肉层组成？

脊柱区肌层由浅至深分为四层：

第一层有斜方肌、背阔肌和腹外斜肌后部；

第二层有夹肌、肩胛提肌、菱形肌、上后锯肌、下后锯肌和腹内斜肌后部；

第三层有竖脊肌和腹横肌后部；

第四层有枕下肌、横突棘肌和横突间肌等。

11. 腰大肌的起止及其临床意义如何？

腰大肌位于腰椎椎体的侧面，起点位于 T_{12} 至 L_5 的横突和椎体，斜向外下方走行，至髂腹股沟水平与对面反向而来的髂肌汇合成髂腰肌止于股骨小转子。腰大肌在起始部位终止了胸段椎旁间隙向腰段的延续，可以阻止胸段椎旁阻滞时局部麻醉药物扩散至腰段神经根。L_3 水平附近腰大肌是腰丛神经阻滞的重要标志。腹股沟韧带附近的髂腰肌是股神经阻滞的重要标志。

12. 颈长肌的起止及其临床意义如何？

颈长肌位于颈椎椎体的前外侧面，位于 C_1 到 T_3 椎体之间。交感神经行走其表面，临床上可以通过局部麻醉药物注射到 C_6 水平颈长肌表面实施颈部交感神经阻滞。

13. 什么是枕下三角？

枕下三角位于枕下、项区上部深层，是由枕下肌围成的三角。其内上界为头后大直肌，外上界为头上斜肌，外下界为头下斜肌。三角的底为寰枕后膜和寰椎后弓，浅面借致密结缔组织与夹肌和半棘肌相贴，枕大神经行于其间。三角内有枕下神经和椎动脉的第三段经过。头部过分旋转或枕下肌痉挛可压迫椎动脉，使颅内供血不足。枕下神经为第 1 颈神经后支，在椎动脉与寰椎后弓间穿出行经枕下三角支配枕下肌。

14. 什么是听诊三角？

听诊三角（肩胛旁三角）在斜方肌的外下方，肩胛骨下角的内侧，其内上界为斜方肌的外下缘，外侧界为肩胛骨脊柱缘，下界为背阔肌上缘，三角的底为薄层脂肪组织、筋膜和第 6 肋间隙，表面覆以皮肤和筋膜，是背部听诊呼吸音清楚的部位，当肩胛骨向前外移位时，该三角范围扩大。

15. 什么是腰上三角？

腰上三角位于背阔肌深面，第 12 肋的下方。三角的内侧界为竖脊肌外侧缘，外下界为腹内斜肌后缘，上界为第 12 肋。有时由于下后锯肌在 12 肋的附着处与

第八章

腹内斜肌后缘相距较近,则下后锯肌亦参与构成一个边,共同围成一不等四边形的间隙。三角的底为腹横肌起始部的腱膜,腱膜深面有 3 条与第 12 肋平行排列的神经,自上而下为肋下神经、髂腹下神经和髂腹股沟神经。腰上三角是腹后壁薄弱区之一,腹腔器官可经此三角向后突,形成腰疝。

16. 什么是腰下三角?

腰下三角位于腰区下部,腰上三角的外下方。由髂嵴、腹外斜肌后缘和背阔肌前下缘围成。三角的底为腹内斜肌,表面仅覆以皮肤和浅筋膜。此三角为腹后壁的又一薄弱区,亦可形成腰疝。在右侧,三角前方与阑尾、盲肠相对应,故盲肠后位深部阑尾炎时,此三角区有明显压痛。腰区深部脓肿可经此三角出现于皮下。

17. 脊柱主要供血动脉有哪些?

项区主要由枕动脉、颈横动脉和椎动脉等供血。胸背区由肋间后动脉、胸背动脉和肩胛背动脉供血。腰区由腰动脉和肋下动脉供血。骶尾区出臀上、下动脉等供血。

18. 椎动脉的经行分段及其临床应用如何?

椎动脉起自锁骨下动脉第 1 段,沿斜角肌内侧上行,穿上 6 个颈椎横突孔,继经枕下三角入颅。按其行程分为四段,第一段自起始处至穿 C_6 横突孔以前;第二段穿经上 6 个颈椎横突孔;第三段经枕下三角寰椎上面的椎动脉沟入颅;第四段为颅内段。当颈椎骨质增生而致横突孔变小时,椎动脉可受压迫而致颅内供血不足,即所谓椎动脉型颈椎病。

19. 枕动脉的经行分布及其临床意义如何?

枕动脉起自颈外动脉后壁,向后上经颞骨乳突内面的枕动脉沟进入项区,在夹肌深面、与枕大神经伴行分布至枕部。分支中较大的降支,向下分布至项区诸肌,并与颈横动脉的分支吻合,形成动脉网。将枕动脉在半棘肌外侧缘处切断,与枕下三角内的椎动脉第三段作端侧吻合,可治疗因颈椎骨质增生所致的椎动脉受压迫引起的脑供血不足。

20. 颈横动脉经行分布如何?

颈横动脉单独或与肩胛上动脉共干起自甲状颈干的最多,也可直接起于锁骨下动脉的第一段。颈横动脉发出后向外经臂<u>丛</u>前方或后方，或穿过臂<u>丛</u>，经臂<u>丛</u>前方者最多（76％）。行至肩胛提肌前缘分为颈浅动脉和肩胛背动脉。颈浅动脉经胸锁乳突肌深面达枕部，至斜方肌前缘分升、降二支，其中降支为颈浅动脉主干，于斜方肌前缘与副神经、C_3、C_4 神经前支伴行下降至背部深层。肩胛背动脉自肩胛提肌外缘处下行，经肩胛骨内侧角处与肩胛背神经伴行，沿肩胛骨脊柱缘下行与肩胛下动脉吻合。

21. 脊柱区的深部静脉是怎样回流的？

脊柱区的深部静脉与动脉伴行。项区的静脉汇入椎静脉、颈内静脉或锁骨下静脉。胸背区经肋间后静脉汇入奇静脉，部分汇入锁骨下静脉或腋静脉。腰区经腰静脉汇入下腔静脉。骶尾区经臀区的静脉汇入髂内静脉。脊柱区的深静脉可通过椎静脉<u>丛</u>广泛地与椎管内、颅内以及盆部等处的静脉相交通。

22. 脊柱区深部的神经是如何分支分布的？

发自脊柱区呈对称分布的 31 对脊神经主管了颈部、躯干和四肢的运动和感觉，每一根脊神经从脊柱区发出后都会分出脊神经后支如副神经、胸背神经和肩胛背神经等主管脊柱区的感觉和运动。而相对粗大的前支则离开脊柱区主要支配脊柱区以外的躯干四肢感觉和运动。

23. 脊神经后支有何分布特点？

脊神经后支自椎间孔处由脊神经分出后，绕上关节突外侧向后行，至相邻横突间分为内侧支（后内侧支）和外侧支（后外侧支）。脊神经后支主要分布于沿脊柱区的皮肤及深层结构，并呈明显的节段性分布，手术中横断背深肌时，不会引起肌肉瘫痪。

24. 腰神经后支有何分布特点？

腰神经后支分出后向后行，经骨纤维孔至横突间肌内侧缘分为内侧支和外侧支。①内侧支在下位椎骨上关节突根部的外侧斜向后下，经骨纤维管至椎弓板后面转向下行，分布至背深肌和脊柱，而第 5 腰神经内侧支是经腰椎下关节突的下方，向内下行；②外侧支在下位横突背面进入竖脊肌，然后在肌的不同部位穿胸腰筋膜浅出，斜向外下行，L_1～L_3 神经外侧支参与组成臀上皮神经，跨越髂嵴后部达臀区上部。

25. 腰神经后支损伤或压迫为什么会引起腰腿痛?

　　腰部椎体横突宽厚,脊神经后支经过这些部位时易被某些特殊结构的挤压而形成不明原因的腰腿痛。腰神经后支及其分出的内、外侧支在各自的行程中,都分别经过骨纤维孔、骨纤维管或穿胸腰筋膜裂隙。由于孔道细小,周围结构坚韧缺乏弹性,且腰部活动度大故易拉伤,或因骨质增生使孔道变形变窄,压迫通过的血管、神经,而导致腰腿痛。

26. 何谓骨纤维孔?

　　又称脊神经后支骨纤维孔。该孔位于椎间孔的后外方,开口向后,与椎间孔的方向垂直。其上外侧界为横突间韧带的内侧缘,下界为下位椎骨横突的上缘,内侧界为下位椎骨上关节突的外侧缘。骨纤维孔的体表投影相当于同序数腰椎棘突外侧的下述两点连线上。上位点在 L_1 平面后正中线外侧 2.3cm,下位点在 L_5 平面后正中线外侧 3.2cm。骨纤维孔有腰神经后支通过。

27. 何谓骨纤维管?

　　又称腰神经后内侧支骨纤维管。该管位于腰椎乳突与副突间的骨沟处,自外上斜向内下,由前、后、上、下四壁构成。前壁为乳突副突间沟,后壁为上关节突副突韧带,上壁为乳突,下壁为副突,管的前、上、下壁为骨质,后壁为韧带,但有时后壁韧带骨化,形成完全的骨管。管内有腰神经后内侧支通过。

　　骨纤维孔及骨纤维管处的腰神经后支容易发生压迫,导致腰腿痛。

28. 副神经是如何走行的?

　　副神经自胸锁乳突肌后缘中、上 1/3 交点处斜向外下,经枕三角至斜方肌前缘中、下 1/3 交点处,伴 C_3、C_4 前支经斜方肌深面进入该肌。

29. 胸背神经及肩胛背神经是如何走行的?

　　胸背神经起自臂丛后束,与同名动脉伴行,沿肩胛骨外侧缘下行,支配背阔肌。

　　肩胛背神经起自臂丛锁骨上部,穿中斜角肌向外下至肩胛提肌深面,继续沿肩胛骨内侧缘下行,与肩胛背动脉伴行,支配肩胛提肌和菱形肌。

30. 脊柱的功能是什么?

　　脊柱位于躯干背侧部中央,构成人体的中轴,成年男性脊柱长约 70cm;女性脊柱长约 65cm。脊柱有支持体重,承托颅,容纳和保护脊髓、神经根及被膜,参与构成胸廓、腹腔和盆腔以及运动等功能。

31. 脊柱由哪些结构构成?

脊柱由各椎骨(包括骶、尾骨)以及椎间盘、椎间关节、韧带等联结装置所构成。有支持体重,承托颅,容纳和保护脊髓、神经根及被膜,参与构成胸廓、腹腔和盆腔以及运动等功能。

32. 不同年龄时期的脊柱是否有区别?

幼年时,椎骨总数有 33 个,即颈椎 7 个;胸椎 12 个;腰椎 5 个;骶椎 5 个和尾椎 4 个。颈椎、胸椎及腰椎终生不愈合,可以活动,故称为可动椎或真椎。成年后 5 个骶椎愈合成一个骶骨,4 个尾椎愈合成一个骶骨,因不能活动而称为不动椎或假椎。

33. 椎骨的一般形态是怎样的?

椎骨主要由前方的椎体、后方的椎弓及由椎弓上发出的突起构成。椎体和椎弓之间围成椎孔。全部的椎孔加骶管叠连构成椎管。管内容纳脊髓及其被膜等结构。

34. 椎体的结构如何?

椎体呈圆柱状位于椎弓前方,主要由于骨松质构成,表面密质较薄,受暴力外伤时可被压扁,形成压缩性骨折。

35. 什么是椎间孔?

椎弓根连于椎体的后外侧,上下缘各有一凹陷,分别称椎上切迹及椎下切迹,上位椎骨的下切迹与下位椎骨的上切迹相合围成一个孔,称椎间孔,有脊神经及血管通过。

36. 椎体上的突起有哪些?

椎体的突起结构包括棘突、横突、关节突。

棘突位于椎弓的背面正中部,呈矢状位,突向后下方,为肌和韧带的附着部。

横突自椎弓根与椎板的结合处发出,略呈额状位,突向外侧,为肌和韧带的附着部位。胸椎的横突与肋结节相关节,可限制肋骨的运动。

关节突分一对上关节突和一对下关节突,均发自椎弓根与椎板的联结处。上关节突向上突起,下关节突突向下方,分别与相邻椎骨的关节突相关节。

37. 各个部位的椎骨形态是不是相同呢?

尽管椎骨具有共同的基本形态,但由于所在的部位、承受的压力、邻近的结构、执行的功能不同,因而各部椎骨在形态上也有不同。

38. 颈椎的结构特点是什么?

颈椎椎体小,上、下面均呈鞍状,$C_3 \sim C_7$ 椎体上面侧缘有明显向上的嵴样突起,称椎体钩;下面侧缘的相应部位有斜坡样的唇缘,两者参与组成钩椎关节。

39. 椎体钩的作用是什么?

椎体钩的作用是限制上一椎体向两侧移位,增加椎体间的稳定性,并防止椎间盘向后外方脱出。椎体钩前方为颈长肌,外侧为椎动、静脉及周围的交感神经丛,后外侧部参与构成椎间孔前壁,有颈神经和根血管通过。

40. 横突孔及其作用是什么?

除 C_7 外,其余颈椎棘突末端都分叉,横突根部有横突孔,孔内有椎动、静脉和交感神经丛。横突末端分横突前、后结节。C_6 横突前结节前方有颈总动脉,结节间有脊神经通过。前结节是肋骨的遗迹,有时 C_7 横突前结节长而肥大,形成颈肋,可伸达斜角肌间隙或第1肋上面,压迫臂丛、锁骨下动脉和锁骨下静脉。颈椎的椎体钩、横突和关节突构成一复合体,其任何组成结构的病变均可压迫神经和(或)血管。

41. 三个特殊的颈椎有何特点?

C_1 又称寰椎,由前、后弓和侧块组成,无椎体、棘突和关节突。后弓上面近侧块处有椎动脉沟,椎动脉和枕下神经由此经过。

C_2 又称枢椎,其椎体向上伸出齿突。头颈部的旋转活动,主要是在寰椎与齿突之间。如旋转活动受限,病变可能在寰椎与枢椎齿突或两者之间。枢椎棘突最大最坚固,常作为定位标志。

C_7 又称隆椎,棘突特长,在相应部位皮下形成明显隆起,是脊柱椎骨的重要标志之一。

42. 胸椎的特点是什么?

椎体两侧和横突末端有肋凹,棘突较长,呈叠瓦状斜向后下,关节突的关节面近额状位,易发生骨折而不易脱位。

43. 腰椎的特点是什么?

椎体大,关节突的关节面从额状位逐渐演变为矢状位。上关节突后缘有一突起,称乳突。横突根部后下方的突起,称副突,副突与乳突间有上关节突副突韧带,韧带深面有腰神经后内侧支通过,该处的韧带肥厚或骨质增生,均可压迫神经。

44. L_3 的特点是什么?

L_3 横突最长,有较多的肌附着,穿行于肌筋膜的脊神经后外侧支,可因肌膜损伤而受累及引起腰腿部疼痛,即第 3 腰椎横突综合征。棘突宽,呈板状,矢状位后伸。相邻两棘突间距较宽,$L_3 \sim L_5$ 棘突间是腰椎穿刺或麻醉进针的常选部位。

45. 骶骨的特点是什么?

骶骨由 5 个骶椎融合而成。有时 S_1、S_2 椎间不骨化融合,则 S_1 似为 L_6,称第 1 骶椎腰椎化;有时 S_1 与 L_5 骨化融合,称腰椎骶化。上述 2 种情况常可刺激坐骨神经根而致腰腿部痛。

46. 骶管的特点是什么?

骶骨的内腔称骶管,上口呈三角形,是椎管之一部,向下终于骶管裂孔,是椎管的下口,背面覆以骶尾背侧浅韧带。裂孔下部两侧有第五骶椎下关节突形成的骶角,体表易于触及,是骶管裂孔的定位标志。骶正中嵴两侧有四对骶后孔,分别有 $S_1 \sim S_4$ 神经后支穿过,可经这些孔作骶神经阻滞麻醉。骶骨的盆面,平滑而凹陷,有 4 对骶前孔,分别有 $S_1 \sim S_4$ 神经的前支从中通过。

47. 如何标定骶管裂孔的体表定位?

除以骶角作为标志外,还可用下述方法进行定位:即以左、右髂后上棘分别定为 A 和 B 点,左、右坐骨结节定为 C 和 D 点,AD 线与 BC 线的交点处,为骶管裂孔的定位点。

48. 尾骨 COCCYX 的特点是什么？

尾骨由 3～5 个尾椎融合而成。

49. 椎骨的常见变异是什么？

（1）椎骨数的变化　一般为各部椎骨的相互移行处的变异,如有 6 个腰椎与 4 个骶椎,形成骶椎腰化;有时则为 4 个腰椎与 6 个骶椎,形成腰椎骶化。而椎骨总数很少变化。

（2）半椎体和椎体融合　椎体只发育一半,缺如的一半受上、下位椎体的挤压,使半椎体成楔形。相邻椎体间骨化愈合为椎体融合。

（3）脊柱裂　胚胎期软骨骨化中心或骨化中心缺乏,使两侧椎板不相融合,即形成脊柱裂。以 S_1、S_2 和 L_5 为多见。

50. 椎体间的联结靠的是什么？

椎体借椎间盘、前纵韧带和后纵韧带相连。

51. 什么是椎间盘,有何功能？

椎间盘位于相邻两椎体间,共 23 个,自 C_2 向下至 S_1。C_2 椎体与齿突骨化愈合,其间偶有椎间盘的遗迹,X 线片上呈透明线状,应与骨折相鉴别。椎间盘由髓核、纤维环和上、下软骨板构成。上、下软骨板紧贴于椎体上、下面;纤维环为围绕于髓核周围的纤维软骨,其前份较厚,后外侧部分较薄;髓核呈半透明胶冻状,位于纤维环的中央偏后。椎间盘富于弹性,可缓冲外力对脊柱和颅的震动。

52. 椎间盘突出症的解剖学基础是什么？

椎间盘的弹性和厚度与髓核的含水量和所承受压力密切相关。过度负重或剧烈运动可致纤维环破坏,髓核突出,称椎间盘突出症,以 L_4～L_5 间盘突出者多见。由于椎间盘前方有宽的前纵韧带,后方中部有窄的后纵韧带加强,后外侧薄弱并对向椎间孔,因此髓核常向后外侧突出(约占 87％),压迫脊神经。仅 13％突向前部和前外侧部。颈段椎间盘的后外方有椎体钩加固,胸段脊柱活动幅度小,故颈、胸段的椎间盘突出症较少见。

53. 前纵韧带的特点是什么？

前纵韧带位于椎体和椎间盘前方,上自枕骨的咽结节,向下经寰椎前结节及各椎体的前面,止于 S_1、S_2 前面,宽而坚韧,与椎体边缘和椎间盘联结紧密,有防止椎间盘向前突出和限制脊柱过度后伸的作用。

54. 后纵韧带的特点是什么?

后纵韧带位于椎体和椎间盘后方,上自枢椎,下至骶骨,窄细而坚韧,与椎体边缘和椎间盘联结紧密,而与椎体联结疏松。有防止椎间盘向后突出和限制脊柱过度前屈的作用。由于此韧带窄细,椎间盘的后外侧部相对较为薄弱,是椎间盘突出的好发部位。有时后纵韧带可骨化肥厚,向后压迫脊髓。

55. 什么是钩椎关节?

钩椎关节又称关节,由 $C_3 \sim C_7$ 椎体钩与上位椎体的唇缘所组成,钩椎关节是否是一个真正的滑膜关节尚存在不同的看法。但近年来的观察多数学者认为不是恒定的典型滑膜关节,是自 5 岁以后随着颈段脊柱的运动而逐渐形成,是由直接联结向间接联结分化的结果。

56. 钩椎关节的毗邻?

钩椎关节的重要毗邻:后方为脊髓、脊膜支和椎体的血管;后外侧部构成椎间孔的前壁,邻接颈神经根;外侧有椎动、静脉和交感神经丛。随年龄增长,椎体钩常出现骨质增生,可能压迫脊神经或血管。

57. 椎弓间的联结是怎样的?

相邻椎弓板借黄韧带相联结,黄韧带又称弓间韧带,结缔组织膜,从上位椎弓板的下缘和内面连至下位椎弓板上缘,参与围成椎管的后壁和后外侧壁。黄韧带厚 $0.2 \sim 0.3$cm,但其厚度和宽度在脊柱的不同部位有所差异,颈段薄而宽,胸段窄而稍厚,腰段最厚,腰穿或硬膜外麻醉,需穿经此韧带方达椎管。刺入黄韧带时的阻力骤增感和刺穿黄韧带后的阻力消失感均较显著,常以此作为判断是否刺入硬膜外隙的依据之一。

58. 什么是棘上韧带和项韧带?

棘上韧带和项韧带位于棘突和棘间韧带后方,是连于棘突尖的纵长纤维束。在 C_7 以上部分称项韧带,在 C_7 以下部分为棘上韧带,其细长而坚韧,沿各椎骨的棘突尖部下行,并逐渐变薄,至腰部又增厚,止于骶正中嵴。当脊柱过度前屈时,可损伤两韧带,以腰部为多见,而引起腰痛。椎管穿刺若用钝针直入进针,则针尖抵此韧带后往往滑开,不易刺入。老人棘上韧带可能骨化,则应采取旁正中入路,避开骨化的棘上韧带。

59. 什么是横突间韧带?

横突间韧带位于相邻二横突间。颈部常缺如,胸部呈索状,腰部较发达,呈膜状。韧带的内下方有腰神经,该韧带增生肥厚时,可压迫神经,是引起腰腿痛椎管外因素中常见的病因之一。

60. 什么是关节突关节?

关节突关节由相邻关节面组成,各关节囊松紧不一,颈部松弛易于脱位,胸部紧而厚。前方有黄韧带,后方有棘间韧带加强。关节突关节参与构成椎间孔的后壁,前方与脊神经相邻,颈段还有椎动脉穿行。关节突关节由脊神经后支分支支配。神经受压或被牵拉,均可引起腰背痛。

61. 什么是寰枕关节?

寰枕关节由枕骨髁和寰椎上关节面组成,关节囊松弛,可使头部作屈伸和侧屈运动。借寰枕前、后膜加强关节的稳定性。

62. 什么是寰枕前、后膜寰枕前膜?

寰枕前、后膜寰枕前膜为张于寰椎前弓上缘与枕骨大孔前缘之间的结缔组织膜,宽而致密,中部有前纵韧带加强,并与之愈合。寰枕后膜张于寰椎后弓与枕骨大孔后缘之间,位于枕下三角深面,其外侧部有椎动脉和第1颈神经穿过。

63. 什么是覆膜、齿突尖韧带?

覆膜为后纵韧带向上的延续,覆盖在齿突后方,向上附于枕骨斜坡,有防止齿突后移、保护脊髓的作用。

齿突尖韧带位于寰椎横韧带深面,张于齿突尖与枕骨大孔前缘之间,甚薄。

64. 什么是翼状韧带?

翼状韧带位于寰椎横韧带的前上方,张于齿突与枕髁之间,可限制头部过度前俯旋转运动。寰椎横韧带和翼状韧带又合称为寰枢韧带复合,具有稳定寰枢关节和寰枕关节的作用。寰椎横韧带是主要组成部分,使齿突局限于寰椎前弓后面的关节凹内;翼状韧带是辅助部分,阻止寰椎向前移位和头部的过度旋转运动。

65. 椎骨与肋骨的联结有哪些?

肋椎关节包括肋头关节和肋横突关节。肋头关节由肋头关节面、相应椎体的肋凹和椎间盘构成。关节囊周围有韧带加强,囊内有韧带将关节腔分为上、下二部,但第1、第10、第11、第12肋头关节无此韧带。肋横突关节由肋结节关节面和胸椎横突肋凹构成。第11、第12肋因无肋结节,故无此关节。

66. 什么是腰骶联结?

腰骶联结是 L_5 与 S_1 之间的联结,与上方各椎骨间的联结基本相似。此外,在两侧尚有强大的髂腰韧带和腰骶韧带,前者自 L_5 横突至髂嵴后部,由胸腰筋膜向下增厚而成;后者自 L_5 横突至骶骨盆面,L_5 神经前支在韧带的内侧经过。上述联结对维持人体直立,支持体重,防止 L_5 向前滑脱起重要作用,是躯干与下肢的连接桥梁。

67. 什么是骶尾关节?

骶尾关节为 S_5 与尾骨的联结,以韧带联结为主。在骶管前、后和两侧有坚韧的韧带,其中在骶管后方、覆盖于骶管裂孔背面者为骶尾侧浅韧带。该韧带起自骶管裂孔周缘,向下止于尾骨背面,几乎完全封闭该孔。骶管麻醉时,针尖通过此韧带后有明显的落空感,提示已进入骶管。

68. 脊柱是如何组成的?

脊柱由各椎骨(包括骶、尾骨)以及椎间盘、椎间关节、韧带等联结装置所构成。其长度可因姿势不同而略有差异,静卧比站立时,可长出 2～3cm,这是由于站立时椎间盘被压缩所致。椎间盘的总厚度约为脊柱全长的 1/4,老人因椎间盘变薄,骨质萎缩,脊柱可变短。

69. 脊柱的前面观有何特点?

从前面观察脊柱,可见椎体自上而下逐渐加宽,到 S_2 最宽,这是椎体的负重逐渐增加的结果。自骶骨耳状面以下,由于重力经髋骨传至下肢骨,椎体已无承重意义,体积也逐渐缩小。从前面观察脊柱,正常人的脊柱有轻度侧屈,惯用右手的人,脊柱上部略凸向右侧,下部则代偿性略凸左侧。

70. 脊柱后面观有何特点?

从后面观察脊柱,可见所有椎骨棘突连贯形成纵嵴,位于背部正中线上。颈椎棘突短而分叉,近水平位。胸椎棘突细长,斜向后下方,呈叠瓦状。腰椎棘突呈板状,水平伸向后方。

71. 脊柱侧面观有何特点?

从侧面观察脊柱,可见成人脊柱有颈、胸、腰、骶 4 个生理性弯曲。其中,颈曲和腰曲凸向前,胸曲和骶曲凸向后。脊柱的这些弯曲增大了脊柱的弹性,对维持人体的重心稳定和减轻震荡有重要意义,从而对脑和胸腹腔脏器具有保护作用。胸曲和骶曲凸向后,在胚胎时已形成,颈曲和腰曲凸向前,是在生后获得的。应该注意的是,脊柱的这些生理弯曲,在卧位时,可能会影响椎管内麻醉药液的流向和扩散。

72. 脊柱可以做哪些方位的运动?

脊柱除支持身体、保护脊髓、脊神经和内脏外,还有很大的运动性。虽然相邻两个椎骨之间的活动有限,但整个脊柱的活动范围较大,可做屈、伸、侧屈、旋转和环转等运动。脊柱各部的运动性质和范围不同,这主要取决于关节突关节的方向和形状、椎间盘的厚度、韧带的位置及厚薄等。同时也与年龄、性别和锻炼程度有关。

73. 颈椎、胸椎、腰椎活动度一样吗?

在颈部,颈椎关节突的关节面略呈水平位,关节囊松弛,椎间盘较厚,故屈伸及旋转运动幅度较大。在胸部,胸椎与肋骨相连,椎间盘较薄,关节突关节面呈冠状位,棘突呈叠瓦状,这些因素限制了胸椎的运动,故活动范围较小。在腰部,椎间盘最厚,屈伸运动灵活,关节突关节面几乎呈矢状位,限制了旋转运动。

74. 什么是椎管?椎管内有哪些内容物?

椎管是由游离椎骨的椎孔和骶管连成,上接枕骨大孔与颅腔相通,下达骶管裂孔。其内容有脊髓、脊髓被膜、脊神经根、血管及少量结缔组织等。

75. 椎管壁是如何构成的?

椎管是一骨纤维性管道,其前壁由椎体后面、椎间盘后缘和后纵韧带构成,后壁为椎弓板、黄韧带和关节突关节,两侧壁为椎弓根和椎间孔。椎管骶段由骶椎的椎孔连成,为骨性管道。

76. 不同阶段椎管腔的形态和大小一样吗?

在横断面观,椎管的形态和大小不完全相同。颈段上部近枕骨大孔处近似圆形,往下为三角形,矢径短,横径长;胸段大致呈圆形;腰段上、中部呈三角形,下部呈三叶形;骶段呈扁三角形。椎管以 $T_4 \sim T_6$ 最为狭小,颈段以 C_7、腰段以 L_4 较小。

77. 脊髓的下端止于哪里?

脊髓上端平枕骨大孔处连于脑,成人下端终于 L_1 下缘(小儿平第 3 腰椎),向下以终丝附于尾骨背面。

78. 硬脊膜有何特点?

硬脊膜由致密结缔组织构成,厚而坚韧,少弹性,穿刺后不易马上闭合,常致脑脊液外溢。膜的厚度各段不一,以寰枕区为最厚(2～2.5mm),颈胸段次之(分别为 1.5mm 和 1.0mm),腰段再次之(0.33～0.66mm),骶段最薄(约 0.25mm)。硬脊膜套在脊髓周围,形成一长筒状的硬脊膜囊。上方附于枕骨大孔周缘,与硬脑膜相续,向下在平第 2 骶椎高度形成一盲端,并借终丝附于尾骨。

79. 脊髓蛛网膜有何特点?

脊髓蛛网膜是衬于硬脊膜的内面,薄而半透明。向上与脑蛛网膜相续,向下在平第 2 骶椎高度成一盲端。在两侧,随硬根膜延包脊神经根,称为根蛛网膜。蛛网膜还向外面发出一些细小囊状突起,可穿过硬脊膜,突入硬脊膜外隙的静脉内,即蛛网膜绒毛。它们与颅内蛛网膜粒同属脑脊液回流装置。

80. 软脊膜有何特点?

软脊膜是与脊髓表面紧密相贴,并深入其沟裂内。软脊膜菲薄、柔软且并富含血管。在前正中裂、后正中沟处的软脊膜稍致密,分别称为软脊膜前纤维索和后纤维隔。在脊髓两侧,软脊膜增厚并向外侧突出,形成齿状韧带。

81. 齿状韧带有什么作用?

齿状韧带是三角形,额状位,介于前、后根之间。底连脊髓,尖向外侧,推顶蛛网膜而附于硬脊膜。每侧 15～22 个,最上一对在 C_1 神经根附近,最下一对可变动在 T_{11} 神经根至 L_2 神经根之间,其附着处下方常恒定发出一细小的结缔组织纤维索。齿状韧带有维持脊髓正常位置的作用。

82. 硬脊膜的血管分布如何?

硬脊膜的血管由营养脊神经根的节段性的根动脉分支供应。这些根动脉在颈段来自椎动脉、甲状颈干、颈升动脉等;在胸段来自肋间后动脉、肋下动脉;在腰段来自肋下动脉、腰动脉等。根动脉发支至脊神经根和硬脊膜表面,穿硬脊膜、蛛网膜到软脊膜与脊髓。较粗大、较长的根动脉分支可供应几个脊髓节段被膜,并可与脊髓前、后动脉相吻合。一条根动脉常有两条伴行静脉,动脉与静脉间常有较多的动、静脉吻合。

83. 什么是硬膜外隙?

硬膜外隙是位于硬膜囊与椎管壁(即椎孔内壁骨膜和黄韧带)之间的窄隙。此隙上端附于枕骨大孔边缘,下端终于骶管裂孔,由骶尾背侧浅韧带封闭。由于硬脊膜附于枕骨大孔边缘,故此隙与颅腔不相通。硬膜外麻醉就是将局部麻醉药注入硬膜外隙内,阻滞脊神经的传导。

84. 硬膜外隙包含哪些内容物?

硬膜外隙含有丰富的脂肪组织、纤维组织小梁、动脉、静脉和淋巴管,并有脊神经根穿出。

85. 什么是椎内静脉丛? 其组成是什么?

椎内静脉丛位于硬脊膜外隙内,上自枕骨大孔,下达骶骨尖端,贯穿椎管全长。椎内静脉丛收集脊髓的静脉及出自椎体后面的椎体静脉。椎体静脉丛经椎间孔、骶前孔与脊柱外面的椎外静脉丛连通,节段性地泄入椎静脉、颈升静脉、颈深静脉、肋间后静脉、腰静脉、髂腰静脉和骶外侧静脉中。椎内丛上端穿硬脊膜经枕骨大孔与硬脑膜窦(枕窦、乙状窦、基底窦等)相连,丛下部与盆内静脉广泛交通,从而沟通了上、下腔静脉系;由于椎内丛的静脉缺少瓣膜,这就给细菌、癌细胞或寄生虫(如血吸虫)向颅内侵袭或远位播散提供了捷径。

86. 什么是椎外静脉丛?

椎外静脉丛位于椎体前方、椎弓及其突起的后方,且与椎内静脉丛互相交通。无瓣膜,收集脊柱、脊髓及邻近肌肉的静脉血,汇入椎静脉、肋间后静脉、腰静脉和骶外侧静脉等。向上与颅内的横窦、乙状窦等交通,向下与盆腔内的静脉广泛吻合。

87. 什么是纤维组织隔梁?

硬膜外腔在腔内前、后正中及左、右两侧均有可能存在纤维组织隔梁或栅样结构(颈部与上胸部的较完整),往往被分隔为左前、右前、左后、右后 4 个腔隙;这种分隔对硬膜外阻滞时局部麻醉药的扩散非常不利。这些结构以颈段和上胸段出现率较高,且较致密,这也是导致硬膜外麻醉有时会出现单侧麻醉或麻醉不全的解剖学基础。

88. 硬膜外隙以脊神经根为界被分为哪几个间隙?

硬膜外隙通常以脊神经根为界被分为 4 个间隙:①前(腹侧)间隙:在椎体与后纵韧带后方,硬膜囊与双侧脊神经前根前方,此间隙甚狭;②后(背侧)间隙:在椎弓板与黄韧带前方,硬膜囊与双侧脊神经后根的后方,硬膜外穿刺即经黄韧带刺入此隙;③左、右侧间隙(同侧前、后根间间隙):介于脊神经前、后根之间,并随此二根向椎间孔延伸。传统认为硬膜外阻滞时,此处易渗透及吸收局部麻醉药,但据近期研究,脊神经前后根间并无明显间隙。

89. 硬膜外隙的压力是怎样的?

硬膜外隙的压力一般呈负压状态,负压的产生与穿刺针推压硬脊膜使其与椎管后壁分离有关。另外,这一负压与胸膜腔内的负压影响有关。胸膜腔内的负压很容易通过椎旁间隙传到椎管,引起硬膜外腔的负压。因此,深吸气时硬膜外腔的负压增大,咳嗽时负压消失,变为正压。硬膜外负压以胸段为最著,颈、腰、骶部均不明显。临床上,在鉴别穿刺针是否进入硬膜外腔的各种试验中,负压试验也是较常采用的方法之一。

90. 硬膜外隙的容量是多少?

成人硬膜外隙的总容量约为 100mL,其中骶管的容量为 20~30mL。硬膜外隙的容量大于同区段蛛网膜下腔的容量。腰区硬膜外麻醉阻断一个脊髓节段需用局部麻醉药 1.5~2mL,而如注入蛛网膜下腔时,只要 0.3mL 便可产生同样的阻滞。

91. 什么是硬膜下隙?

硬膜下隙是位于硬脊膜与脊髓蛛网膜之间的潜在腔隙。此隙与脊神经外膜内的组织间隙相通;此隙中含少量组织液,可能由脑脊液渗透而来,或由蛛网膜绒毛生成。硬膜外阻滞时,若误将局部麻醉注入此隙,可引起特别广泛的阻滞,但这种情况极少发生。

92. 什么是蛛网膜下隙?

蛛网膜下隙位于脊髓蛛网膜与软脊膜之间,其内充满脑脊液。向上经枕骨大孔与颅内蛛网膜下隙相通,向下达 S_2 高度,向两侧在脊神经根周围形成脊神经周围隙。蛛网膜下隙在 L_1 至 S_2 高度扩大,称终池。池内有腰、骶神经根构成的马尾和软脊膜向下延伸的终丝。终池下端至骶管裂孔的距离平均为 5.7cm。

93. 脑脊液有何特点?

脑脊液无色透明,充满蛛网膜下隙和脑、脊髓的室管系统。成人脑脊液总量为 125~150mL,其中脊髓蛛网膜下隙含有 25~30mL。脑脊液压力在侧卧时为 $0.069~0.167kPa(70~170mmH_2O$,或每分钟 40~50 滴),平卧时为 0.98kPa($<$ $100mmH_2O$),坐起时腰骶段压力显著升高,可达 0.196~0.294kPa(200~ $300mmH_2O$),咳嗽、用力或压迫颈静脉(Queckenstedt 试验)时,脑脊液压力可进一步升高。

94. 什么是软脊膜下隙?

软脊膜下隙又称 His 间隙,是位于软脊膜与脊髓实质间潜在的腔隙。少量局部麻醉药进入此隙就能使神经组织分开,甚至可沿此隙到达高位中枢,引起突然昏迷。局部麻醉药进入并聚集于此隙后,达到一定张力即可使软膜破裂,药物急骤流入脑脊液,可引起高位或全脊髓麻醉。

95. 脊神经根的行程和分段是怎样的?

脊神经根丝离开脊髓后,即横行或斜行于蛛网膜下隙,斜行的神经根在蛛网膜下隙沿脊髓两侧行一段距离后到达其相应的椎间孔平面,根丝离开脊髓前、后外侧沟后不久即汇成前根和后根,穿过蛛网膜囊和硬脊膜囊,然后行于硬膜外隙中。脊神经根在硬脊膜囊以内的一段,为蛛网膜下隙段;穿出硬脊膜囊的一段,为硬膜外隙段。

96. 脊神经根与脊髓背膜有何关系?

脊神经根离开脊髓时,脊髓的三层被膜也随其向两侧延伸。其中硬脊膜延伸为硬根膜,蛛网膜延伸为根蛛网膜,软脊膜延伸为软根膜。硬根膜移行于脊神经外膜,根蛛网膜紧贴于硬根膜的内面。与此相应,蛛网膜下隙也呈筒状包绕脊神经根。在椎间孔处蛛网膜细胞增生,与软根膜融合,使髓脊神经根延伸的蛛网膜下隙封闭。因而在进行脊柱旁注射时,药液有可能进入神经根周围的蛛网膜下隙内。

97. 脊神经根与椎间孔和椎间盘有何关系?

脊神经根的硬膜外段较短,借硬根膜紧密连于椎间孔周围,以固定硬脊膜囊和保护囊内的神经根不受牵拉。此段在椎间孔处最易受压。椎间孔上、下壁为椎弓根上、下切迹,前壁为椎间盘和椎体,后壁为关节突关节,故椎间盘突出常可压迫脊神经根。

98. 什么是颈膨大、腰骶膨大?

脊髓呈前后略扁的圆柱形,长 40～45cm。全长粗细不等,与上肢神经相连的区段形成颈膨大(C_4 至 T_1),与下肢神经相连的区段形成腰骶膨大(L_2 至 S_3)。

99. 脊髓马尾是什么?

在胚胎 3 个月之前,脊柱和脊髓等长。所有脊神经根均水平向外侧通过相应的椎间孔。从胚胎 4 个月开始,脊髓的生长速度落后于脊柱,脊髓头端连脑处是固定的,结果使脊髓尾段逐渐相对上移。至出生时,脊髓下端平齐 C_3,成人则至 L_1 下缘。因此,腰、骶、尾部的神经根在走出相应的椎间孔之前,有一长段在椎管内下行,它们围绕终丝形成马尾。

100. 脊髓的内部结构有何形态特点?

在脊髓的横切面上,正中有中央管,管周围是"H"形的灰质,它主要由神经元胞体组成,胞体间有一些纵横交织的神经纤维。灰质的周围是白质,主要由纵行排列的神经纤维束组成。在灰质中部两侧与白质接壤处是灰、白质交织的网状结构,以颈髓最为显著。

101. 脊髓的动脉供应有何特点？

来源有二，即起自椎动脉的脊髓前、后动脉和节段性的根动脉。包括：①脊髓前动脉，其在下降的过程中还发出 2 种分支：一种是绕脊髓向后与脊髓后动脉分支吻合的动脉冠，另一种是沟动脉（或称脊髓中央动脉）；②脊髓后动脉，起自椎动脉颅内段；③根动脉，起自节段性动脉的脊支。

102. 什么是脊髓后动脉？

起自椎动脉颅内段，斜向后内下，沿后外侧沟或在脊髓后表面迂曲下行，在下行过程中可接受 6～10 条根动脉的加入，有时在下行中两动脉合为一干走行一段，沿途分支在脊髓后表面互相吻合成网，在下行中常有中断，营养脊髓后角后部和后索。

103. 什么是根动脉？

起自节段性动脉的脊支，颈段者主要来自椎动脉和颈深动脉等，胸段来自肋间后动脉和肋下动脉，腰段来自腰动脉，骶尾段来自骶外侧动脉，根动脉随神经穿椎间孔入椎管分为前、后根动脉和脊膜支。

104. 脊髓静脉有何特点？

脊髓表面有 6 条纵行静脉，行于前正中裂、后正中沟和前、后外侧沟。纵行静脉有许多交通支互相吻合，并有支穿硬脊膜注入椎内静脉丛。

105. 成人脊髓节段与椎骨的对应关系？

C_1～C_4 节段与同序数椎体相对应。C_5～C_8 和 T_1～T_4 节段与同序数椎体的上一个椎体相对应。T_5～T_8 节段与同序数椎体的上二个椎体相对应。T_9～T_{12} 节段与同序数椎体的上 3 个椎体相对应。L_1～L_5 节段与 T_{10}～T_{11} 椎体相对应。S_1～S_5 和尾 1 节段与 T_{12} 和 L_1 椎体相对应。

106. 脊柱椎旁结构有哪些？

主要是由椎体、椎间盘、椎间孔等骨性结构和经脊柱发出的神经根与相邻的肌肉、韧带和筋膜或胸膜等软组织构成。

107. 颈丛神经组成？

$C_1 \sim C_4$ 神经根离开颈椎后前支进行分支相互吻合形成了颈丛，支配颈枕部感觉和肌肉运动。

108. 什么是胸椎旁间隙？主要由哪些结构构成？

胸椎椎旁间隙是由骨性结构（椎骨和肋骨）和软组织（神经、韧带和胸膜）结构共同构成的一个横断切面呈三角楔形间隙，位于胸椎两侧。三角形的前壁主要是由胸腔的壁层胸膜构成，侧壁脊柱端主要由椎体、椎间盘、椎间孔以及发出的胸段神经根构成，后壁主要由相应胸椎节段的横突或肋横突上附着的韧带构成。此柱状间隙上端与颈椎椎旁结构相通，下端止于 T_{12} 横突的腰大肌部位。

109. 胸椎椎旁间隙内容物包含哪些？

胸椎椎旁间隙内容物主要有胸椎椎间孔发出的神经根及其前支肋间神经和后支、交感干、肋间动静脉和脂肪组织。与其他部分的椎旁间隙内的神经走行不同，胸椎椎旁间隙内的神经根前支肋间神经并不形成神经丛，只是平行地走行于胸椎椎旁间隙内并最终支配相应节段的感觉和运动。

110. 决定椎旁间隙麻醉效果和范围的重要因素是什么？

药物注射到椎旁间隙后可以自由扩散，上下扩散可以阻滞数个节段的肋间神经，向脊柱段扩散的药物少部分可以经椎间孔进入硬膜外腔产生硬膜外麻醉的效应，同时向外扩散可以阻滞交感干甚至引起血压下降。因此药量是决定麻醉效果和范围的重要因素，15mL 药物注入后成年人可以扩散阻滞大约 5 个肋间神经节段范围。其他包括药物注射速度、导管的位置和方向、患者的情况等也是影响麻醉效果和范围的重要因素。

111. 腰椎椎旁结构主要由哪些结构构成？

腰椎椎旁结构主要由 $L_1 \sim L_5$ 的椎体、椎间盘、椎弓根、上下关节突组成的椎间孔、椎间孔内发出的神经根、发自腰椎椎体和横突的肌肉和韧带等构成。

112. 腰椎旁神经根阻滞时如何选择穿刺位点？

$L_1 \sim L_5$ 节段的椎体结构和形状相似，因此在影像技术引导下实施选择性神经根阻滞时，必须从骶骨或具有肋骨的 T_{12} 横突开始计数，准确找到相应横突并通过横突、关节突、椎体和椎间孔空间对应关系引导穿刺针到达椎间孔神经根附近,实施阻滞或疼痛治疗。

113. 硬膜外穿刺入路有哪些? 各入路方式穿刺针经过哪些解剖层次?

硬膜外隙的穿刺进路有两种,即后正中和旁正中进路。后正中穿刺法通过脊柱的后正中线在相邻的椎骨之间向椎管内进针,进针的角度根据椎骨的棘突的方向不同而不同,在腰部穿刺针几乎成垂直方向进针,而在胸段进针的角度可以变得更倾斜。位置确定后,穿刺针依次经过皮肤→浅筋膜→深筋膜→棘上韧带→棘间韧带→黄韧带→硬膜外隙。采用旁正中穿刺法时,在穿刺点旁开正中线 1.5～2.0cm 进针,以在腰椎区域进针为例,皮肤→浅筋膜→深筋膜→背阔肌腱膜→竖脊肌→椎板间隙→黄韧带→硬膜外隙。

114. 硬膜外穿刺如何合理选择穿刺入路?

硬膜外穿刺时,后正中穿刺法简单易行,不会导致创伤。对于脊柱活动性人并且能够很好弯曲脊柱的年轻人,宜选用此法。但老年人由于不能根据需要做出弯曲脊柱的姿势或者由于胸椎棘突显著下垂,而旁正中穿刺法不依赖患者能否体位完全合作,因此要穿刺成功必须采用旁正中穿刺法。

115. 蛛网膜下隙阻滞穿刺针经过哪些解剖层次?

蛛网膜下隙麻醉也称脊髓麻醉或脊麻。蛛网膜下隙阻滞穿刺时,患者的体位基本上同硬膜外隙阻滞。穿刺进路有后正中和旁正中入路。在进硬膜外隙之前穿刺针同硬膜外隙穿刺入路;穿刺针入硬膜外隙后,再推进穿刺针→硬脊膜→硬膜下隙→蛛网膜→蛛网膜下隙。

（王胜）

第九章

上肢的解剖与主要血管穿刺、神经阻滞定位

1. 上肢的境界是如何确定的？

上肢与颈部、胸部及脊柱区相连，与颈部以锁骨上缘外 1/3 及肩峰至第 7 颈椎棘突的连线为界，与胸部、脊柱区分别以三角肌前缘与后缘的上份，以及腋前襞与腋后襞下缘中点的连线为界。

2. 上肢包括哪些部分？

上肢分为肩部、臂部、肘部、前臂部和手部。肩部分为腋区、三角肌区和肩胛区；臂部、肘部、前臂部又各自分为前区和后区；手部可分为腕部、手掌、手背和手指四部，腕部分为腕前、后区，手指分为掌、背侧面。

3. 如何确定上肢动脉干的体表投影？

上肢动脉干的体表投影上肢外展 90°，掌心向上，从锁骨中点至肘前横纹中点远侧 2cm 处的连线，为腋动脉和肱动脉的体表投影，大圆肌下缘为两动脉的分界。从肘前横纹中点远侧 2cm 处起始，至桡骨茎突前方和豌豆骨桡侧的连线，分别为桡动脉和尺动脉的投影。

4. 上肢重要的解剖轴线有哪些？提携角的概念及其临床意义是什么？

上肢轴线是经肱骨头、肱骨小头与尺骨头中心的连线。臂轴是经肱骨纵轴的连线。前臂轴即尺骨长轴。正常情况下，臂轴与前臂轴的延长线，构成向外开放的 165°～170° 的角，其补角为 10°～15°，即提携角。此角大于 15° 为肘外翻；小于 0° 为肘内翻；0°～10° 时为直肘。

5. 上肢能触及的神经包括哪些?

在锁骨上窝处,向下按压第一肋的上面,能粗略地触摸到臂丛的干,其时可有异常感觉。在锁骨前缘能触到滚动的锁骨上神经。肘窝部,于肱动脉搏动的内侧,能触及正中神经。在肱骨内上髁后方的外侧能触及尺神经。当桡神经浅支跨越拇长伸肌腱表面时能触及,此处拇长伸肌腱形成解剖学"鼻烟壶"的尺侧界。

6. 上肢皮神经的分布有何规律?

管理上肢皮肤的神经来自 $C_3 \sim C_8$ 及 $T_1 \sim T_2$ 脊神经前支,其分布情况如下:C_3、C_4(锁骨上神经)分布于肩上区;C_5 分布于三角肌区、上臂及前臂上部外侧面;C_6 分布于前臂外侧区及拇指;C_7 分布于手掌、手背及中间 3 指;C_8 分布于第 5 指以及手与前臂下部的内侧面;T_1 分布于上臂下部与前臂上部的内侧面;T_2 分布于臂上部内侧面。相邻皮神经互有重叠,仅一条神经受损,不会出现明显的感觉障碍;实施一条神经根麻醉,也无明显的镇痛效果。

7. 上肢肌的神经支配有何规律?

支配上肢肌肉的神经来自 $C_5 \sim C_8$ 及 T_1 脊神经前支,其节段性分布如下:C_5 支配肩关节的外展、外旋肌;$C_6 \sim C_8$ 支配肩关节的内收、内旋肌;$C_5 \sim C_6$ 支配肘关节的屈肌;$C_7 \sim C_8$ 支配肘关节的伸肌;C_6 支配前臂旋前、旋后肌;$C_6 \sim C_7$ 支配腕关节的长屈、伸肌;$C_7 \sim C_8$ 支配指关节的长屈、伸肌;T_1 支配手肌。

8. 肩胛骨的体表标志有哪些?

肩胛冈的根部平 T_3 棘突,肩胛骨下角平 T_7 棘突并与第 7 肋相对。在锁骨中、外 1/3 交界处的下方约 2.5cm 处,向后外可触及喙突。

9. "腋区""腋窝"以及"腋腔"有何区别?

腋区是指肩关节下方,臂与胸上部之间的区域。上肢外展时,肩部下方呈穹隆状的皮肤凹陷称为腋窝,深部呈四棱锥体形的腔隙称为腋腔,由肌和筋膜围成,其顶部朝向上内,底部朝向下外,是血管和神经的重要通道。

10. 腋腔的解剖构成及其内容物有哪些?

腋腔由一顶、一底和四壁围成。顶是腋腔内容的出入口,由锁骨、肩胛骨上缘和第 1 肋围成,有臂丛神经和锁骨下血管通过。底为皮肤、浅筋膜和腋筋膜。前壁由胸大肌、胸小肌、锁骨下肌和锁胸筋膜构成。锁胸筋膜是位于锁骨下肌、胸小肌和喙突之间的深筋膜，有头静脉、胸肩峰血管和胸外侧神经穿过。后壁由肩胛下肌、大圆肌、背阔肌和肩胛骨构成。内侧壁由上4个肋和肋间隙与前锯肌形成。外侧壁由肱骨结节间沟、肱二头肌短头和喙肱肌形成。

11. "三边孔""四边孔"的构成及通过的血管及神经有哪些？

三边孔的界限：外侧界为肱三头肌长头，上界为肩胛下肌或小圆肌，下界为大圆肌。三边孔内有旋肩胛血管通过。

四边孔的界限：内侧界为肱三头肌长头，外侧界为肱骨外科颈，上界为肩胛下肌或小圆肌，下界为大圆肌。四边孔内有腋神经和旋肱后血管通过。

12. 腋动脉的走行及其分段？

锁骨下动脉于第1肋外缘处移行为腋动脉，经腋腔的背阔肌下缘水平，至臂部续于肱动脉。腋动脉的主干位于胸大肌和胸小肌深面，腋静脉伴行于内下方。腋动脉周围有臂丛及其分支包绕。腋动脉位于胸小肌的后方，依胸小肌将腋动脉分为三段，胸小肌以上为第1段，胸小肌后方为第2段，胸小肌以下为第3段。

13. 腋动脉第1段分支及其与周围神经、血管的毗邻关系？

腋动脉第1段位于第1肋外侧缘与胸小肌上缘之间，发出胸上动脉分布于第1、第2肋间隙的前部。此段腋动脉的外上方有臂丛的外侧束和后束；后方有臂丛的内侧束和胸内侧神经，胸长神经由腋鞘后方下降；腋静脉位于腋动脉的前下方；前方为锁胸筋膜及穿过锁胸筋膜的胸肩峰血管、头静脉、胸外侧神经。

14. 腋动脉第2段分支及其与周围神经、血管的毗邻关系？

腋动脉第2段位于胸小肌深面，发出胸肩峰动脉和胸外侧动脉。胸肩峰动脉为一短干，穿锁胸筋膜后发出肌支，至胸大肌、胸小肌、三角肌和肩峰等处。胸外侧动脉于腋中线前方沿前锯肌下行，分支至胸大肌、胸小肌、前锯肌及第3～5肋间隙的外面。臂丛外侧束位于此段腋动脉的外侧（前外侧或后外侧）；后方为臂丛后束；臂丛内侧束位于此段腋动脉的内侧（或内后方）。腋静脉位于动脉的前下方，两者间有臂丛内侧束相隔。

15. 腋动脉第 3 段分支及其与周围神经、血管的毗邻关系?

腋动脉第 3 段位于胸小肌下缘至大圆肌下缘之间。该段是腋动脉最易暴露的部位。此段发出肩胛下动脉、旋肱前动脉和旋肱后动脉。

此段腋动脉的外侧有肌皮神经,正中神经的内侧根斜跨腋动脉的前面,与外侧根连合形成正中神经,位于肌皮神经与腋动脉之间;腋动脉的后方有桡神经和腋神经;臂内侧皮神经、前臂内侧皮神经和尺神经,由前向后排列在腋动脉的内侧,分隔腋动脉与腋静脉。

16. 腋静脉是如何走行的?

在上臂紧贴躯体时,腋静脉位于腋动脉前下方;在外展上臂姿势下,腋静脉位于腋动脉的前方。腋静脉与腋动脉始终毗邻伴行,外伤时易发生动静脉瘘。腋静脉壁薄,管壁与腋鞘或锁胸筋膜的纤维束愈着,管腔常处于开放状态,一旦损伤静脉壁,可能发生空气栓塞。腋淋巴结与腋静脉关系密切,腋淋巴结的外侧群、中央群和尖群自下而上沿腋静脉的内侧排列。

17. 锁骨下静脉的体表标志如何确定?

锁骨下静脉由腋静脉延续而成,从第一肋外侧缘起,呈轻度向上弓的形状突起在锁骨后方走行,到达胸骨关节的后方,与颈内静脉汇合成头臂静脉,这条静脉的体表投影相当于锁骨下缘的内、中 1/3 的交点处到胸锁关节向上凸的连线,也就是锁骨下静脉在体表的定位。

18. 常用的腋静脉穿刺点的解剖定位在哪里?

腋静脉穿刺经锁骨下窝实施,穿刺位于胸小肌上缘与第 1 肋之间的腋静脉。此段腋静脉位置表浅,长度为 2～3cm,外径大约 1.5cm,变异少、走行直,无紧贴血管的伴行神经,穿刺时不易损伤胸膜和神经。此段静脉的前方为锁胸筋膜,后方为第一肋间隙,内侧为第一肋,外侧为腋动脉,腋动脉和腋静脉在此被前斜角肌隔开,前斜角肌的厚度为 1～1.5cm,操作时误穿动脉的概率较低。

19. 腋淋巴结群主要包括哪几个部分?

腋淋巴结位于腋腔疏松结缔组织中,为 15～30 个,可分为 5 个群:前群位于腋腔的内侧,位于胸大肌深面与锁胸筋膜或胸大肌与胸小肌之间,沿胸外侧血管排列。外侧群位于腋腔外侧,沿腋静脉远侧段排列。后群位于肩胛下肌的前面,沿肩胛下血管和胸背神经排列。中央群位于腋腔中部,各神经、血管之间的疏松结缔组织中。尖群亦称锁骨下淋巴结,位于胸小肌上缘与锁骨之间,锁胸筋膜深面,沿腋静脉的近侧段排列。

20. 什么是"腋鞘"及其解剖意义?

颈深筋膜深层向下外方延续,覆盖斜角肌、锁骨下血管和臂丛,并延伸进入腋腔包绕腋血管和臂丛构成管状鞘,称腋鞘。臂丛锁骨下部的阻滞麻醉,即将麻醉药物注入腋鞘内。腋腔内的血管、臂丛及腋淋巴结之间,有大量的疏松结缔组织,并沿血管神经束与邻近各区交通:向上经腋腔顶,通过腋鞘与颈根部连通;向下连通臂前、后骨筋膜鞘;向后经三边孔、四边孔分别与肩胛区、三角肌区交通;向前通胸大、小肌之间的胸肌间隙。

21. 臂前群肌和前臂前群肌分别包括哪些肌肉?

臂前群肌分为浅层与深层。浅层为肱二头肌,深层为喙肱肌和肱肌。前臂前群肌分为浅层与深层。浅层由桡侧向尺侧依次为肱桡肌、旋前圆肌、桡侧腕屈肌、掌长肌和尺侧腕屈肌,它们的深面为指浅屈肌;深层为拇长屈肌、指深屈肌和旋前方肌。

22. 前臂屈肌后间隙位于什么地方?

前臂屈肌后间隙位于指深屈肌、拇长屈肌与前臂骨间膜、旋前方肌之间。前臂屈肌后间隙为一潜在性结缔组织间隙,经腕管与掌中间隙相通,感染时可互相蔓延。

23. 前臂后群肌由什么神经支配?

桡神经深支先发支支配桡侧腕短伸肌和旋后肌,然后穿入旋后肌并在肌内绕桡骨上端外侧面,行向外下后方,至前臂后区深部,再从旋后肌穿出,改名为骨间后神经,下行分支支配和管理前臂后群诸肌。

24. 肱二头肌内侧沟和外侧沟包括什么神经和血管?

肱二头肌内侧沟的前方为肱二头肌,后方为肱三头肌和喙肱肌,沟的深处有贵要静脉、肱动脉、肱静脉及正中神经。肱二头肌外侧沟前方为肱二头肌,后方为肱三头肌及肱桡肌,沟内有头静脉通过。

25. 肌皮神经的起始走行和分支？

肌皮神经($C_5 \sim C_7$)起自臂丛外侧束，穿入喙肱肌后，下行于肱二头肌与肱肌之间，分支分布于喙肱肌、肱二头肌及肱肌，于肱二头肌腱的外缘，近肘窝部穿出，而成为前臂外侧皮神经。肌皮神经的分支：喙肱肌支、肱二头肌支和肱肌支。

26. 肌皮神经损伤后的表现包括哪些？

肌皮神经浅支属于感觉神经，支配前臂外侧皮肤的感觉。深支属于运动神经，主要支配角肱肌、肱二头肌和肱肌，还可支配肩关节和肘关节的运动。肌皮神经常因外伤或者劳损以及压迫等原因造成损伤。肌皮神经损伤后，在前臂呈旋后状态下仍可借前臂浅层屈肌的作用使肘关节屈曲，但与健侧对比，屈曲力弱，还可出现肌皮神经终支前臂外侧皮神经分布区内感觉障碍。

27. 肌皮神经阻滞的解剖标志有哪些？

肌皮神经干阻滞途径同腋路臂丛阻滞，进针后在腋鞘上方进入，直至喙肱肌。阻滞肌皮神经的终末支前臂外侧皮神经时，进针点位于肱骨内、外上髁连线水平，在肱二头肌肌腱外侧，直刺触及骨质后呈扇形方向注入局部麻醉药物。

28. 肋间臂神经的起始走行和支配范围是什么？

肋间臂神经由第 2 肋间神经外侧皮支的后支，与第 1、第 3 肋间神经的外侧皮支（有时还包括臂内侧皮神经，在腋静脉 3 段外侧呈 Y 形与肋间臂主干汇合）组成。此神经于前、侧胸壁交界处，即胸长神经前 2～3cm 处穿出肋间肌和前锯肌，向外侧行走于腋静脉下方的脂肪组织中，横过腋窝，于背阔肌前方穿过深筋膜进入上臂内侧（亦有直接进入背阔肌前缘肌质），分布至上臂内侧及背侧皮肤，下可达尺骨鹰嘴附近。肋间臂神经主要支配上臂内侧感觉。

29. 前臂内侧皮神经起始位置和支配范围是什么？

前臂内侧皮神经是起自臂丛内侧束，在腋动、静脉之间下行，继而沿肱二头肌内侧沟下行，居于肱动脉内侧，在臂中部贵要静脉穿深筋膜处，此神经分前、后两支。前支走在贵要静脉外侧，分布于前臂内侧皮肤；后支走在贵要静脉内侧，分布于前臂内后侧皮肤。前臂内侧皮神经主要支配前臂内后侧皮肤感觉。

30. 前臂外侧皮神经起始位置和支配范围是什么？

肌皮神经的部分神经纤维形成的神经。在肘关节稍下方，自肱二头肌下端外侧穿出深筋膜，分布于前臂外侧皮肤。常与前臂后皮神经有吻合。

31. 头静脉的走形特点是什么？

头静脉起自手背静脉网的桡侧，沿前臂外侧上行，至肘窝处通过肘正中静脉与贵要静脉交通。头静脉再沿肱二头肌外侧沟上行，经三角肌胸大肌间沟、穿锁胸筋膜汇入腋静脉。当肱静脉高位阻塞时，头静脉可成为上肢血液回流的重要途径。由于头静脉以锐角汇入腋静脉，且汇入处常有瓣膜，因而不适宜经头静脉向腋静脉或锁骨下静脉作中心静脉及肺动脉插管。

32. 贵要静脉的走行特点是什么？

贵要静脉起自手背静脉网的尺侧，静脉干逐渐转至前臂前面上行，至肘窝处接受肘正中静脉，沿肱二头肌内侧沟向上达臂中点，穿深筋膜注入肱静脉或上行注入腋静脉。由于贵要静脉是上肢最粗大的浅静脉，位置浅表、恒定，贵要静脉汇入段与肱静脉或腋静脉的方向一致，故多选用此静脉进行静脉导管插管。

33. 肘正中静脉的走行特点是什么？

肘正中静脉常起自头静脉，相当于肱骨外上髁远侧约 2.5cm 处，向内上方延伸，于肘窝横纹稍上方与贵要静脉汇合。头静脉、肘正中静脉和贵要静脉三者的吻合形式多呈"H"形（51.9%），有前臂正中静脉注入肘正中静脉时呈"M"形（30.5%）。在肘窝中部，浅静脉常有一交通支连接深静脉，故此处浅静脉的位置比较固定，适宜于进行静脉穿刺。

34. 臂后区的皮神经主要由哪些组成？

臂后区主要为臂后皮神经（桡神经分支）、肋间臂神经（第二胸神经前支）、臂内侧皮神经（臂丛内侧束分支）、臂外侧上皮神经（腋神经分支）、臂外侧下皮神经（桡神经分支）分布。

35. 前臂后区的皮神经主要由哪些神经发出？

前臂后区中间为前臂后皮神经（桡神经分支），前臂内、外侧缘分别为前臂内侧皮神经和前臂外侧皮神经。

36. 前臂后骨筋膜鞘由哪些结构组成?

前臂深筋膜后份与尺、桡骨及前臂骨间膜共同围成前臂后骨筋膜鞘。

37. 臂丛神经组成和分支?

臂丛由 $C_5 \sim C_8$ 神经前支及第 1 胸神经前支一部分组成。臂丛自斜角肌间隙穿出,行于锁骨下动脉后上方,经锁骨后方进入腋窝,行程中臂丛的五个根的纤维经过分离组合,最后围绕腋动脉形成内侧束、外侧束及后束。由此三束再分出若干长、短神经。在锁骨中点后方,臂丛各分支较集中,位置较浅,此点为进行臂丛阻滞麻醉的部位。

38. 锁骨上部臂丛干分出的神经束是如何走行的?

锁骨上部臂丛干分出的 6 股神经沿腋动脉向外向下移行,各神经束最初位于腋动脉第一段的后外侧,之后在胸小肌深面(腋动脉第二段)分开分布,外侧束保持在外侧继续走形,后束和内侧束则从后方绕过动脉,分别在腋动脉后方和内侧继续走形。锁骨下阻滞即位于此水平。

39. 臂丛在锁骨下部主要的分支有哪些?

外侧束($C_5 \sim C_7$)发出肌皮神经和胸外侧神经。内侧束($C_8 \sim T_1$)发出尺神经、胸内侧神经、前臂内侧皮神经和臂内侧皮神经;内、外侧束分别发出内、外侧根组成正中神经;后束($C_5 \sim T_1$)发出桡神经、腋神经、肩胛下神经和胸背神经。

40. 肌间沟神经阻滞时中斜角肌内哪两根神经易被忽略而导致损伤?

肌间沟神经阻滞时中斜角肌内容易损伤膈神经和喉返神经。

41. 正中神经、桡神经、尺神经与腋动脉之间的解剖关系?

正中神经、尺神经和桡神经邻近腋动脉,并被肱二头肌、喙肱肌和肱三头肌包绕。腋腔内臂丛的 3 个神经束都围绕腋动脉,与血管一起位于腋鞘内,解剖关系比较恒定。

42. 喙突下臂丛阻滞途径是什么?

喙突下臂丛阻滞的穿刺点位于喙突下 2cm,相当于三角肌胸大肌间沟处。与皮肤垂直进针,然后向下、外侧并向后倾斜 10° 左右推进,经皮肤、浅筋膜,穿胸大肌、胸小肌,出现2次减压感或患者出现上肢异感,表示已刺穿胸小肌到达腋血管周围。此时可见针体随动脉搏动而摇摆,即可注入局部麻醉药物。

43. 腋路臂丛阻滞途径是什么?

患者仰卧,臂外展90°,外旋,屈肘位。于胸大肌与背阔肌止端间触及腋动脉,在腋窝顶寻找到腋动脉最大搏动点,作为穿刺点标志。左手示指固定动脉,在指尖前方向肱骨方向刺入,穿过腋筋膜,继续刺破腋鞘有落空感,此时放开可见针体随动脉搏动而摇摆,说明置针位置正确,抽吸无回血即可注入局部麻醉药物。经腋动脉上方注药,麻醉肌皮神经、正中神经的效果较好;经腋动脉下方注药,可获得尺神经、桡神经及前臂内侧皮神经较好的麻醉效果。

44. 什么是臂丛上损伤和臂丛下损伤?

(1)臂丛上损伤:分娩时暴力牵引胎头,头颈侧方着地摔伤,手术时头部过度后仰,无垫肩托过于贴近颈部,也可因上臂久垂床侧(特别是应用肌松药者),肱骨头过度向下方移位,导致臂丛上部神经根($C_5 \sim C_6$)损伤。

(2)臂丛下损伤:臀位分娩暴力牵引;麻醉状态下使用臂板致上肢过度外展,受颈肋压迫等原因均可造成臂丛下部神经根(C_8、T_1)损伤。肺尖恶性肿瘤也可侵犯臂丛下部神经根。

45. 临床上导致臂丛上损伤的原因有哪些?

可由多种原因引起,如分娩时暴力牵引胎头,头颈侧方着地摔伤,手术时头部过度后仰,无垫肩托过于贴近颈部,也可因上臂久垂床侧(特别是应用肌松药者),肱骨头过度向下方移位,导致臂丛上部神经根($C_5 \sim C_6$)损伤。

46. 临床上引起臂丛下部神经根损伤的原因有哪些?

臀位分娩暴力牵引;麻醉状态下使用臂板致上肢过度外展,受颈肋压迫等原因均可造成臂丛下部神经根(C_8、T_1)损伤。肺尖恶性肿瘤也可侵犯臂丛下部神经根。

47. 臂丛下部神经根损伤的主要临床表现?

臂丛下部神经根受损主要表现为尺神经所管理的手肌及屈指肌麻痹及手内侧缘感觉障碍。由于拇收肌瘫痪使拇指呈外展状;第3、第4蚓状肌麻痹致第4、第5指掌指关节过伸、指间关节屈曲;骨间掌侧肌和骨间背侧肌瘫痪、萎缩,呈"爪形手"。

48. 什么是 Erb-Duchenne 麻痹征象？

臂丛上部损伤后表现呈 Erb-Duchenne 麻痹征象。主要影响由 $C_5 \sim C_6$ 参与构成的腋神经、肌皮神经、部分桡神经和肩胛下神经。由于三角肌（肩关节外展）和肱肌、肱二头肌（屈肘、前臂旋后）及部分前臂伸肌麻痹，造成上臂呈内收状态，外展无力；屈肘和伸腕明显减弱，前臂呈旋前、屈腕、掌心向后的姿态。伴有三角肌外侧面皮肤感觉障碍。

49. 什么是霍纳综合征（Horner syndrome）？

是由于交感神经中枢至眼部的通路上任何一段受到任何压迫和破坏，引起瞳孔缩小、但对光反应正常，病侧眼球内陷、上睑下垂及患侧面部少或无汗等表现的综合征。据受损部位可分为中枢性障碍、节前障碍及节后障碍的损害。而由第 1 胸髓以上的中枢神经系统病变引起者极为少见。

50. 全臂丛损伤的常见原因和主要表现？

全臂丛损伤偶可见于暴力牵拉或枪击伤者，导致上肢完全瘫痪以及除锁骨上神经与肋间臂神经分布区外的皮肤感觉消失。

51. 腋神经的起始以及支配范围？

腋神经发自臂丛后束（$C_5 \sim C_6$），与旋肱后血管伴行，向后穿四边孔，绕肱骨外科颈，发出前、后二分支，前支支配三角肌的前部与中部，后支支配三角肌的后部和小圆肌。

52. 腋神经损伤的常见原因是什么？

由于腋神经有一段紧邻肩关节囊下面，紧贴肱骨外科颈，因此肩关节脱位和肱骨外科颈骨折可伤及腋神经。使用腋下拐杖，或三角肌部的严重挫伤也可损伤腋神经。

53. "方肩"畸形产生的原因是什么？

腋神经损伤后，三角肌出现瘫痪、萎缩，肩部呈"方肩"畸形，外展无力，肩部外侧面皮肤感觉障碍。

54. 正中神经起自臂丛神经哪些束，在上臂如何走行？

正中神经由臂丛外侧束与内侧束发出后，先于肱动脉的外侧下行，至喙肱肌止点处(约臂中)，斜越肱动脉浅面或深面转至肱动脉的内侧，一起降至肘窝。正中神经在上臂没有分支，经肘窝向下至前臂，穿旋前圆肌和指浅屈肌腱弓在前臂正中下行，于指浅、深屈肌之间到达腕部。

55. 上肢正中神经、尺神经和桡神经的体表投影？

(1) 正中神经：在臂部与肱动脉一致，在前臂为肱骨内上髁与肱二头肌腱连线的中点，至腕前远侧横纹中点稍外侧的连线。

(2) 尺神经：从腋窝顶，经肱骨内上髁与尺骨鹰嘴间，至豌豆骨桡侧缘的连线。

(3) 桡神经：自腋后襞下缘外侧端与臂交点处，斜过肱骨后方，至肱骨外上髁的连线。

56. 正中神经的支配范围有哪些？

支配手外在肌共 11 块：即旋前圆肌和旋前方肌，屈肌 9 块(即掌长肌、桡侧腕屈肌、拇长屈肌、食中指指深屈肌和 4 块指浅屈肌)。支配的内在肌共有 4.5 块：分别是拇短展肌、拇对掌肌、拇短屈肌浅头(为半块)和第一、第二蚓状肌。其功能是使前臂旋前，使手桡侧屈曲，屈腕。

57. 正中神经损伤的常见原因及临床表现是什么？

肘部以上正中神经损伤可见于肱骨髁上骨折，可累及旋前圆肌、桡侧腕屈肌、掌长肌、指浅屈肌、指深屈肌桡侧半、拇短展肌及拇对掌肌，表现为前臂不能旋前，屈腕力减弱且偏向尺侧，桡侧三指不能屈曲，拇指对掌功能受损。出现手掌桡侧 2/3 和桡侧三个半手指皮肤感觉障碍。

58. 肘部正中神经阻滞的重要解剖标志是什么？

肘关节伸直，在肱骨内上髁与肱骨外上髁之间触及肱二头肌腱及其内侧的肱动脉，在肱动脉稍内侧垂直刺入 3~5cm。

59. 腕部正中神经阻滞的重要解剖标志是什么？

患者握拳、腕关节微屈，可见掌长肌腱和桡侧腕屈肌腱隆起。经桡骨茎突横过腕关节画一横线，于上述两肌腱间的交点处为进针点。

60. 尺神经起自臂丛神经哪些束,如何在上臂走行?

发于臂丛内侧束,含有 C_7、C_8 神经和 T_1 神经的纤维。初与肱动脉伴行,继而离开肱动脉向后下方,至内上髁后方的尺神经沟。再向下穿经尺侧腕屈肌到前臂内侧,沿指浅屈肌和尺侧腕屈肌之间下行,在前臂中、下 1/3 交界处,分为较粗的掌支和较细手背支。

61. 尺神经的支配范围有哪些?

尺神经在臂部未发分支,在前臂上部发出肌支至尺侧腕屈肌和指深屈肌尺侧半;在中部发出细的皮支,向下穿过深筋膜,分布于小鱼际的皮肤。

62. 肘后区尺神经损伤的常见原因及临床表现是什么?

尺神经在肘后区位于肱骨下端尺神经沟内,位置表浅,容易受到损伤。此段尺神经损伤后可造成尺侧腕屈肌、指深屈肌尺侧半、小鱼际肌群、拇收肌及第 3、第 4 蚓状肌及全部骨间肌瘫痪,表现为腕关节屈曲及内收力弱,拇指不能内收,第 3、第 4 指屈曲力弱及掌指关节过伸、指间关节屈曲,骨间肌萎缩,呈"爪形手"。由于尺神经的掌支、手背支、浅支的传导阻断,因而手掌、手背的尺侧部与尺侧一个半手指的皮肤感觉丧失。

63. 腕部尺神经损伤的常见原因及临床表现是什么?

此处损伤不会影响尺侧腕屈肌和指深屈肌尺侧半的功能,无屈腕及内收腕力减弱的症状,其他表现与肘后区损伤相同。

64. 臂部尺神经阻滞时有哪些体表标志?

在臂部肱二头肌内侧沟中点处可摸到肱动脉搏动,在此处进针指向肱动脉后方,得到放散至小指的异感后注射局部麻醉药物。此处由于尺神经与正中神经毗邻,易同时被阻滞。

65. 肘部尺神经阻滞时有哪些体表标志?

前臂屈曲 90°角,在肱骨内上髁及尺骨鹰嘴之间扪及尺神经,与尺神经平行或由稍内侧作为穿刺点。

66. 腕部尺神经阻滞时有哪些体表标志？

腕关节屈曲、握拳，显露尺侧腕屈肌腱，在其桡侧可触到尺动脉。取肌腱与动脉间为进针点。也可在豌豆骨桡侧实施尺神经阻滞。

67. 如何用"夹纸试验"判断尺神经损伤范围？

夹纸试验试检查者将一纸片放在患者手指间，让患者用力夹紧，如检查者能轻易地抽出纸片，即为阳性。夹纸试验是尺神经麻痹的主要检查方法之一。本试验阳性对尺神经麻痹有较高的诊断价值。

68. 尺神经阻滞首选穿刺部位在哪里？为什么？

首选的穿刺部位：尺神经沟。因为尺神经沟位置表浅，易于定位，损伤尺神经的机会较少在肱内上髁与尺骨鹰嘴之间的尺神经沟内、用手指触压，可诱发出异感处为穿刺点。

69. 怎样根据临床表现来判定尺神经受压的部位？

临床上常见的尺神经卡压的部位在肘部和腕部，腕部尺神经卡压后，尺侧一个半指掌侧感觉障碍，尺神经支配的手内在肌（全部骨间肌和 3、4 蚓状肌）小鱼际肌和大鱼际的拇收肌、拇短展肌深头瘫痪。肘部尺神经卡压后，除腕部损伤的表现外，尺侧一个半指背侧感觉障碍，尺侧腕屈肌、环小指深屈肌瘫痪。

70. 桡神经起自臂丛神经哪些束？在上臂如何走行？

桡神经发自臂丛后束，初始位于腋动脉的后方，与肱深动脉伴行，经肱三头肌长头和内侧头之间下行。沿肱骨表面的桡神经沟向外下，与肱深动脉伴行。桡神经在上臂沿途发出分支支配肱三头肌，经肱骨外上髁向下至前臂，稍上方穿过外侧肌间隔达肱肌与肱桡肌之间，后继续于肱桡肌与桡侧腕长伸肌之间在前臂下行。

71. 桡神经在腋窝内发出的分支及支配范围？

桡神经在腋窝内分支至肱三头肌长头、内侧头以及臂后面皮肤（臂后皮神经），在肱骨肌管内分支至肱三头肌外侧头和内侧头，另有一支分布于前臂后部皮肤（前臂后皮神经）。

第九章

72. 桡神经在肱骨外上髁发出浅支和深支各支配的范围?

桡神经深支先发支支配桡侧腕短伸肌和旋后肌,然后穿入旋后肌并在肌内绕桡骨上端外侧面,行向外下后方,至前臂后区深部,再从旋后肌穿出,改名为骨间后神经,下行分支支配和管理前臂后群诸肌。

73. 桡神经的支配范围有哪些?

桡神经在臂部发出较多分支,其中肌支主要支配的臂部肌肉有:肱三头肌、肘肌、肱桡肌和旋后肌。支配的手部肌肉共 12 块,有:伸指总肌(4 块)、桡侧腕长伸肌、桡侧腕短伸肌、尺侧腕伸肌、示指固有伸肌、小指固有伸肌及拇长、短伸肌、拇长展肌。

74. 桡动脉和桡神经在前臂走向位置关系?

桡动脉自肱动脉发出后,越过肱二头肌腱浅面斜向外下,沿肱桡肌内侧下行至腕部,桡神经浅支位于桡动脉的外侧,桡神经浅支为感觉性神经,沿肱桡肌深面向下伴行于桡动脉外侧,约在腕上 7cm 处,离开桡动脉。

75. 肘后区尺神经损伤的常见原因及临床表现是什么?

肘后区尺神经损伤后可造成尺侧腕屈肌、指深屈肌尺侧半、小鱼际肌群、拇收肌及第 3、第 4 蚓状肌及全部骨间肌瘫痪,表现为腕关节屈曲及内收力弱,拇指不能内收,第 3、第 4 指屈曲力弱及掌指关节过伸、指间关节屈曲,骨间肌萎缩,呈"爪形手"。由于尺神经的掌支、手背支、浅支的传导阻断,因而手掌、手背的尺侧部与尺侧一个半手指的皮肤感觉丧失。

76. 不同部位桡神经阻滞定位的方法有哪些?

在臂部,伸肘,于肱骨外上髁上方 10cm 处稍外侧,针尖触及骨质后,呈扇形移动针头寻找异感,注射局部麻醉药。

在肘部,伸肘,在肘窝前面肱二头肌腱外侧一横指半处,垂直进针碰到肱骨骨面,有异感后边退针边注射局部麻醉药。

在前臂后区,伸肘,前臂旋内,在肱骨外上髁背侧外缘远端两横指,桡侧腕短伸肌内侧缘压痛点处垂直刺入,有异感后注射局部麻醉药。

在腕部,在桡骨茎突上方 7cm 处的背外侧缘,垂直向桡骨进针,出现异感后注射局部麻醉药。

77. 高位桡神经损伤的常见原因及其临床表现有哪些？

桡神经高位损伤是指桡神经在未发出分支之前的损伤，可因长期使用拐杖、肱骨干骨折、止血带或手术台边缘压迫等原因造成。

损伤后，肘、腕、掌指及拇指各关节的伸肌及旋后肌、肱桡肌瘫痪，出现肘半屈、前臂旋前、腕下垂及手指半屈（远侧及中间指间关节因骨间肌和蚓状肌仍可伸直）等症状；感觉障碍出现在手背桡侧半及拇指、示指背面和中指的桡侧半。前臂后区可能出现感觉迟钝。

78. 桡神经浅支损伤的常见原因及其临床表现？

桡神经浅支为感觉性支，位置表浅，特别是绕行桡骨外侧由掌侧到背侧处，缺乏软组织保护易于受伤。若受到压迫，可造成桡神经浅支损伤，影响其相应分布区的感觉。

79. 桡神经深支损伤的常见原因及其临床表现？

可由桡骨头骨折或脱位引起，除肱桡肌及桡侧腕长伸肌受桡神经干支配外，前臂后区的其他伸肌均受累及，伸腕力弱，伸腕时向桡侧偏斜。感觉减退现象不明显。

80. 桡神经损伤有何临床表现？

桡神经通过肱骨肌管时紧贴骨面，肱骨中段骨折可损伤桡神经，致前臂伸肌麻痹，表现为"腕下垂"及相关皮肤感觉缺失。

81. 肱骨中段骨折易损伤哪条神经？

肱骨中段骨折最容易损伤的神经是桡神经。这是由于肱骨中段有一个解剖结构，叫作桡神经沟，从上内侧走向下外侧，在桡神经沟中走行的是桡神经，而且桡神经是紧贴着骨面向下外行走的。当肱骨中段骨折之后，会由于肌肉的牵拉作用，导致明显的骨折移位。骨折移位的时候，特别容易将紧贴在后方的桡神经碾挫，形成明显的桡神经损伤症状。肱骨中段骨折在临床上，特别容易伴有桡神经的损伤。所以在手术的时候，通常都需要做桡神经的探查。

82. 肱深动脉的走行有何特点？

肱深动脉在大圆肌腱稍下方，起自肱动脉上段后内侧，与同名静脉和桡神经伴行进入肱骨肌管。在管内分为前、后两支,前支称桡侧副动脉,与桡神经伴行穿外侧肌间隔;后支称中副动脉,穿入肱三头肌内侧头深面。二者均参与肘关节动脉网的组成。

83. 哪些神经损伤后其表现为"猿手""爪形手""垂腕""方肩"?

猿手畸形是正中神经受损出现的手部神经支配区域功能障碍所致畸形;爪形手是尺神经损伤时,大部分手内收肌麻痹,骨间肌萎缩导致手指分开形成特殊畸形;垂腕畸形常见于肱骨骨折引起桡神经损伤导致不能伸腕、伸拇、伸指及外展拇。方肩畸形常见于腋神经损伤导致三角肌麻痹,肩峰相对突出形成特殊畸形。

84. 前臂后区桡神经深支阻滞如何定位穿刺进针?

伸肘,前臂旋内,在肱骨外上髁背侧外缘远端两横指,桡侧腕短伸肌内侧缘压痛点处垂直刺入,有异感后注射局部麻醉药。

85. 骨间后神经来自哪条神经?

桡神经在肘窝分为浅、深两支。深支行向下后,发支支配桡侧腕长伸肌、桡侧腕短伸肌和旋后肌,随后穿入旋后肌,并在桡骨头下方 5～7cm 处穿出该肌,改名为骨间后神经,发支支配指伸肌、小指伸肌、尺侧腕伸肌、拇长展肌、拇短伸肌、拇长伸肌和示指伸肌。

86. 骨间后动脉的走行?

骨间后动脉起自骨间总动脉,经前臂骨间膜近侧缘进入前臂后区。在前臂后区初居旋后肌深面,后行于浅、深两层肌群间并与骨间后神经伴行,分支至邻近诸肌,并参与肘关节动脉网。

87. 肘窝的定义及其境界范围?

肘窝是肘前区尖端朝向远侧的三角形浅窝。境界上界为肱骨内上髁与肱骨外上髁的连线,下外侧界为肱桡肌,下内侧界为旋前圆肌。肘窝的顶由浅入深依次为皮肤、浅筋膜、深筋膜和肱二头肌腱膜;肘窝的底为肱肌、旋后肌及肘关节囊肘窝上界为肱骨内上髁、外上髁的连线,下外侧界为肱桡肌,下内侧界为旋前圆肌。

88. 肘窝的内容物有哪些?

　　肱二头肌腱是肘窝内的中心标志,其内侧有肱动脉及两条伴行静脉,再内侧为正中神经。肱动脉在肘窝中点远侧平桡骨颈处分为桡动脉和尺动脉。肘深淋巴结位于肱动脉分叉处。在肱二头肌腱外侧有前臂外侧皮神经和桡神经。前臂外侧皮神经于肱肌和肱二头肌腱之间穿出;桡神经于肱肌和肱桡肌之间穿出,平肱骨外上髁处分为浅支和深支。

89. 肘后三角解剖关系?

　　在肱骨内上髁与鹰嘴之间的尺神经沟内有尺神经通过,尺骨鹰嘴或肱骨内上髁骨折时,可损伤尺神经。屈肘 90°时,肱骨内、外上髁与尺骨鹰嘴尖端三点连接成一尖向远侧的等腰三角形,称肘后三角。

90. 肘关节动脉网由哪些主要动脉发出哪些分支吻合而成?

　　肘关节动脉网位于肘关节周围,由肱动脉发出的尺侧上副动脉和尺侧下副动脉、肱深动脉发出的中副动脉和桡侧副动脉、桡动脉向上发出的桡侧返动脉、尺动脉向上发出的尺侧返动脉和骨间总动脉发出的骨间返动脉等相互吻合而成。在肱深动脉发出点以下结扎肱动脉时,肘关节动脉网可起到侧支循环的作用。

91. 肘部以上正中神经损伤和腕部正中神经损伤,其表现有何不同?

　　肘部以上正中神经损伤,表现为前臂不能旋前,屈腕力减弱且偏向尺侧,桡侧三指不能屈曲,拇指对掌功能受损。出现手掌桡侧 2/3 和桡侧三个半手指皮肤感觉障碍。

　　腕部正中神经损伤,表现为拇指外展减弱,呈内收状态,对掌功能丧失;示指和中指掌指关节过伸、指间关节呈屈曲状。桡侧三个半手指皮肤感觉障碍。损伤晚期出现鱼际肌群萎缩变平,拇指呈内收状态,拇指对掌功能丧失,形似"猿手"。

92. 腕管组成有哪些? 什么是腕管综合征?

　　屈肌支持带与腕骨沟共同构成腕管。腕管内有指浅屈肌腱、指深屈肌腱、拇长屈肌腱及其腱鞘和正中神经通过。

　　中神经在腕管内呈扁平状,紧贴屈肌支持带外侧端的深面,腕骨骨折时可压迫正中神经,导致腕管综合征。

93. 阐述手背的皮神经的分支和支配范围？

手背的皮神经有桡神经浅支和尺神经手背支,各发出 5 条指背神经,分别分布于手背桡侧半和尺侧半,以及各两个半指背侧皮肤(第二指、第三指及第三指桡侧半中、远节指背侧皮肤由正中神经分支管理)。

94. 前臂外侧及拇指麻木或疼痛见于哪根脊神经的损伤或卡压？

前臂外侧及拇指麻木或疼痛常见于臂丛上部神经受损,其由 C_5、C_6 神经根组成,因此见于 C_5、C_6 神经损伤或卡压,其常常需要与桡神经受损相鉴别,桡神经受损时感觉障碍区主要为除指端以外的手背侧(拇指、示指、中指)及前臂背侧,而拇指和示指掌侧不应有障碍。

95. 高频超声探头置于腕横纹、桡骨茎突上方时,Mark 点朝向桡侧,从桡侧到尺侧的结构依次是什么？

高频超声探头置于腕横纹、桡骨茎突上方时,Mark 点朝向桡侧,从桡侧到尺侧的结构依次是腕桡侧管,其包绕桡侧腕屈肌及其腱鞘;屈肌支持带与腕骨沟共同构成腕管,其内有指浅屈肌腱、指深屈肌腱、拇长屈肌腱及其腱鞘和正中神经通过;腕尺侧管,其内有尺神经和尺动、静脉通过。

96. 腕后区从桡侧向尺侧的结构依次是什么？

①拇长展肌和拇短伸肌腱及其腱鞘;②桡侧腕长、短伸肌腱及其腱鞘;③拇长伸肌腱及其腱鞘;④指伸肌与示指伸肌腱及其腱鞘;⑤小指伸肌腱及其腱鞘;⑥尺侧腕伸肌腱及其腱鞘。

97. 腕管水平正中神经损伤的临床表现是什么？

腕管水平正中神经损伤可见于 Colles 骨折及腕管综合征等。前臂肌功能正常,出现拇短展肌、拇短屈肌、拇对掌肌和第 1、第 2 蚓状肌瘫痪。表现为拇指外展减弱,呈内收状态,对掌功能丧失;示指和中指掌指关节过伸、指间关节呈屈曲状。由于手掌皮支起于腕管近侧并行于腕管浅面,因此不受影响,仅有桡侧三个半手指皮肤感觉障碍。损伤晚期出现鱼际肌群萎缩变平,拇指呈内收状态,拇指对掌功能丧失,形似"猿手"。

98. 腕部的深筋膜的浅层和深层分别形成什么韧带?

腕部深筋膜分为浅、深两层。浅层为前臂深筋膜在腕前区延续并增厚,形成腕掌侧韧带;其远侧的深部,深筋膜深层连接在腕骨沟上并增厚形成屈肌支持带。

99. 行桡动脉穿刺前应完善什么试验来评估是否适宜穿刺?

通过 Allen 试验判断是否适合桡动脉穿刺。

在腕部分别压迫受试者一侧上肢的桡动脉和尺动脉,将手举起,令其连续作握拳、放松动作,使手掌皮肤颜色变白。解除对尺动脉的压迫,令其将手下垂,手指自然伸开。如尺动脉供血良好,手掌由白转红时间大多为 3s 左右,不超过 6s。如在 15s 以上仍未转红,表明尺动脉供血障碍,不宜采用同侧桡动脉穿刺或切开插管。

100. 如何进行指神经阻滞?

由于每指有 2 条指掌侧固有神经及 2 条指背神经分布,为了达到满意的麻醉效果,4 条神经常需同时阻滞。进针点在掌指关节远侧约 1cm 的指背外侧,与皮肤呈 45°刺入皮下注入局部麻药,针头沿指骨根部侧面滑至掌侧,在离开指骨时再注入局部麻醉药。对侧用相同的方法实施神经阻滞。

101. 尺神经损伤有何临床表现?

尺神经损伤表现为尺侧腕屈肌、指深屈肌尺侧半、小鱼际肌群、拇收肌及第 3、第 4 蚓状肌及全部骨间肌瘫痪,表现为腕关节屈曲及内收力弱,拇指不能内收,第 3、第 4 指屈曲力弱及掌指关节过伸、指间关节屈曲,骨间肌萎缩,呈"爪形手"。

102. 正中神经损伤有何临床表现?

正中神经损伤表现为拇指外展减弱,呈内收状态,对掌功能丧失;示指和中指掌指关节过伸、指间关节呈屈曲状。由于手掌皮支起于腕管近侧并行于腕管浅面,因此不受影响,仅有桡侧三个半手指皮肤感觉障碍。损伤晚期出现鱼际肌群萎缩变平,拇指呈内收状态,拇指对掌功能丧失,形似"猿手"。

(王晓斌)

第十章

下肢的解剖与主要血管穿刺、
神经阻滞定位

1. 下肢的境界和分区是如何划分的？

　　下肢前面以腹股沟与腹前壁为界，外侧面与后面以髂嵴、髂后上棘至尾骨尖的连线与腰区、骶尾区为界，内侧面以会阴股沟与会阴为界。下肢可分为臀部、股部、膝部、小腿部、踝部与足部。除臀部外，各部又分为两区：足部分为足背、足底，其余各部均分为前、后两区。

2. 下肢的肌骨学有什么结构特点？

　　下肢骨由下肢带骨与自由下肢骨两部分组成。髋骨与骶、尾骨借骨联结构成强大的骨盆环，增强支撑的稳固性。下肢具有支持体重、运动及保持身体平衡的功能。由于人体直立姿势及行走时力的平衡需要，因此髋关节周围的旋外肌明显多于旋内肌；内收肌强于外展肌；足与小腿几乎成直角并有足弓等结构存在。

3. 下肢的血管神经有什么结构特点？

　　下肢的血管、神经干多伴行而组成血管神经束，其走行一般与相应部位的骨平行，且多居于肢体屈侧深部或隐蔽的部位，故不易受到损伤。下肢的静脉分为浅、深两组，深组静脉通常与同名动脉及其分支伴行，膝部以下均有两条静脉与动脉伴行，分别位于动脉两侧。浅、深两组静脉之间有交通支，常以直角方向由浅静脉至深静脉。交通支内有瓣膜，可防止血液向浅静脉逆流。

4. 下肢神经阻滞麻醉临床上主要适用哪些患者？

　　下肢神经阻滞麻醉适用于髋部、膝部、踝部及足部等部位的手术，尤其是年老而体弱的患者、因脊柱损伤而难以实施椎管内麻醉的患者以及有心肺疾患或肺部感染的患者。

5. 下肢神经阻滞麻醉主要有哪些?

下肢的神经来自腰丛和骶丛。下肢神经阻滞麻醉主要以腰丛神经与坐骨神经联合阻滞为主。股神经、股外侧皮神经与闭孔神经阻滞适用于涉及大腿及膝部的诸多手术,如植皮、膝关节镜检查术及髌骨手术;坐骨神经阻滞则广泛应用于髋部、膝部或下肢远端的手术。

6. 临床麻醉操作时,常常可以通过下肢哪些体表标志确定深面的结构?

下肢主要的体表标志有髂嵴、坐骨结节、腹股沟、股骨大转子,髌骨与股骨内、外侧髁,股骨内、外上髁与收肌结节,胫骨粗隆与胫骨前缘,髌韧带,腓骨头,内、外踝及跟骨结节等。

7. 临床上如何确定股骨大转子的体表位置?

直立时,于臀中部外侧,髂结节下方约 10cm 处能触及股骨大转子,其位于髂前上棘与坐骨结节连线上,当髋关节脱位或股骨颈骨折时,大转子会发生移位。

8. 临床上如何用奈拉通线判断股骨大转子是否发生移位?

侧卧,屈髋关节 90°～120°,由坐骨结节至髂前上棘的连线,称为奈拉通线(Nelaton line),又称髂坐线。正常情况,此线正好通过股骨大转子尖端。髋关节脱位或股骨颈骨折时,患侧股骨大转子尖在奈拉通线上方超过 1cm。

9. 临床上如何用卡普兰点判断股骨大转子是否发生移位?

仰卧,两腿伸直并拢(两髂前上棘在同一水平面)。由左、右大转子尖与同侧髂前上棘作连线,两线的延长线相交于脐或脐上方中线上,此交点称卡普兰点(Kaplan point)。当发生髋关节脱位或股骨颈骨折时,卡普兰点移至脐下并偏向健侧。

10. 髋关节脱位或股骨颈骨折时,股骨大转子会发生怎样的位置变化?

髋关节脱位或股骨颈骨折时,患侧股骨大转子尖在奈拉通线上方超过 1cm;卡普兰点移至脐下并偏向健侧。

第十章

11. 临床上如何定位股动脉的体表投影？

在髋关节与膝关节屈曲、髋关节外旋、外展状态下,自髂前上棘与耻骨联合连线的中点向内下至收肌结节作一连线,此连线的上 2/3 为股动脉的体表投影。在活体,于腹股沟韧带中点稍下方可触及股动脉搏动,临床上常于此处实施股动脉穿刺或急救时的压迫止血,也可行主动脉或小腿的动脉造影。

12. 临床上如何定位臀上血管神经出骨盆处的体表投影点？

髂后上棘与股骨大转子尖连线的上、中 1/3 交点即为臀上动、静脉与臀上神经出盆处(梨状肌上孔)的体表投影点。

13. 临床上如何定位臀下血管神经出骨盆处的体表投影点？

髂后上棘与坐骨结节连线的中点为臀下动、静脉与臀下神经出盆处的体表投影点。

14. 临床神经阻滞麻醉时,如何定位坐骨神经的体表投影？

取髂后上棘与坐骨结节连线的中点,其与股骨大转子尖连线的中、内 1/3 交点,再至坐骨结节与股骨大转子连线的中点,联结上述三点的弧线即为坐骨神经在臀部的体表投影。坐骨结节与股骨大转子连线中点至股骨内、外侧髁之间中点的连线,为坐骨神经在股后区的体表投影。当坐骨神经痛时,其投影线上常有压痛。

15. 临床上如何定位腘动脉的体表投影？

于股部中、下 1/3 交界平面作一环线,此线与股后正中线相交处内侧约 2.5cm 处为起点,该点至腘窝中点的连线即为腘动脉斜行段的体表投影;经腘窝中点向下至胫骨粗隆平面的垂线,为腘动脉垂直段的体表投影。

16. 临床上如何定位胫后动脉的体表投影？

以腘窝中点下方 7~8cm 处为起点,至内踝后缘与跟腱内侧缘之间的中点的连线,为胫后动脉的体表投影。

17. 临床上如何定位胫前动脉的体表投影？

胫骨粗隆与腓骨头连线的中点与内、外踝经足背连线的中点,此两中点之间的连线为胫前动脉的体表投影。

18. 临床上如何定位足背动脉的体表投影？

　　内、外踝经足背连线的中点至第 1、第 2 跖骨底之间的连线，即为足背动脉的体表投影。活体可在跨长伸肌腱的外侧触及其搏动，此处穿刺插管较易成功。

19. 下肢的长度如何测量？

　　测量时，双下肢必须处于左、右侧对称的姿势并两侧对比。下肢全长：为下肢伸直时髂前上棘至内踝尖的直线距离；大腿长：为髂前上棘至收肌结节的直线距离；小腿长：为收肌结节至内踝尖的直线距离。

20. 大腿前区的浅层结构有什么特点？

　　大腿前区的浅层结构包括皮肤和浅筋膜，其内侧份的皮肤较薄，皮脂腺较多；外侧份皮肤较厚。浅筋膜内含较多脂肪，腹股沟下方的浅筋膜分为浅、深两层，浅层为脂肪层，深层为膜性层，分别与腹前外侧壁的 Camper 筋膜和 Scarpa 筋膜相延续。其中膜性层菲薄，在腹股沟韧带下方约 1.5cm 处与阔筋膜愈着。浅筋膜内有浅血管、浅淋巴管、浅淋巴结及皮神经。

21. 大腿前区起自股动脉的浅动脉有哪些？

　　大腿前区起自股动脉的浅动脉有腹壁浅动脉、旋髂浅动脉、阴部外动脉；分别分布于腹前壁下部、腹股沟韧带附近、外生殖器的皮肤和浅筋膜。3 条浅动脉共干发出的约占 54%。在临床显微外科，常将这些浅动脉的供血区作为带血管皮瓣移植的供皮区。

22. 外科实施大隐静脉曲张高位结扎的解剖结构基础是什么？

　　大隐静脉是全身最长的浅静脉，起自足背静脉弓内侧端，经内踝前方，沿小腿内侧面上行，再经膝后区至股前区内侧上升，并逐渐转至股前区前面上行，至耻骨结节外下方 3~4cm 处，穿隐静脉裂孔注入股静脉。在穿隐静脉裂孔之前，大隐静脉接受 5 条属支，分别是腹壁浅静脉、旋髂浅静脉、股内侧浅静脉、股外侧浅静脉及阴部外静脉。在实施大隐静脉曲张高位结扎手术时，必须同时结扎、切断以上属支，以防复发。在小腿内侧面和足内侧缘，大隐静脉与隐神经伴行，在股部则与股内侧皮神经伴行。

23. 什么是大隐静脉防止血液逆流的装置?

大隐静脉有 9～10 对静脉瓣,具有防止血液逆流的重要作用。其中近侧端的两对静脉瓣尤为重要:一对位于大隐静脉即将穿筛筋膜处,另一对位于大隐静脉末端即将汇入股静脉处。

24. 临床上如何选取大隐静脉穿刺或切开的部位?

低位穿刺多在术前麻醉和手术过程中静脉滴注时采用。因大隐静脉在内踝前方的位置表浅而恒定,故多在内踝前方进行大隐静脉穿刺或切开。高位大隐静脉穿刺插管或切开在临床主要用于输液或输血,或测定中心静脉压,一般在隐静脉裂孔处切开或穿刺。但测定中心静脉压时难以确定下腔静脉的位置,且易形成血栓。

25. 腹股沟浅淋巴结的分布、收集范围与引流方向如何?

位于腹股沟韧带下方的浅筋膜内,有 8～10 个,分上、下两组。上组沿腹股沟韧带下方斜行排列,下组沿大隐静脉近侧段周围纵行排列。腹股沟浅淋巴结上组主要收纳腹前外侧壁下部、臀部、会阴、外生殖器、肛管、子宫底等处的淋巴;腹股沟浅淋巴结下组主要收纳下肢大部分的浅淋巴及会阴、外生殖器部分淋巴。腹股沟浅淋巴结的输出管大部分注入腹股沟深淋巴结,小部分注入髂外淋巴结。

26. 如何进行股外侧皮神经的阻滞定位?

股外侧皮神经由腰丛(L_2～L_3)发出,大多在髂前上棘内侧附近穿腹股沟韧带深面进入股部,再于髂前上棘下方 5～10cm 穿阔筋膜至浅筋膜,分布于股前区外侧份的皮肤。股外侧皮神经的阻滞定位其进针点位于髂前上棘内侧向下约 2cm 处。

27. 何为阔筋膜?有何意义?

阔筋膜为大腿的深筋膜,是全身最坚韧、最强厚的筋膜。阔筋膜前份上方附于腹股沟韧带,其内侧份较薄,而外侧份特别强厚称髂胫束,髂胫束上份包裹阔筋膜张肌,上端附于髂嵴,下端附于胫骨外侧髁和腓骨头。阔筋膜具有保护大腿外侧免受冲击损伤的作用,同时紧张具有固定髋关节和膝关节,从而保持直立姿势。

28. 何为隐静脉裂孔?有何意义?

隐静脉裂孔(又称卵圆窝)是阔筋膜在耻骨结节外下方 3～4cm 处的一个卵圆

形缺口,其表面覆盖一层多孔的疏松结缔组织膜称筛筋膜。隐静脉裂孔的外侧缘锐利而明显称镰缘,其上、下端呈弓状弯向内侧形成上、下角。大隐静脉跨镰缘下角,穿筛筋膜注入股静脉。

29. 大腿深筋膜形成了哪两个腔隙构成腹、盆部与股前区之间的重要通道?

　　腹股沟韧带与髋骨前面之间,被连于腹股沟韧带与髂耻隆起之间髂耻弓分隔为 2 个间隙,外侧份为肌腔隙,内侧份为血管腔隙。2 个腔隙是腹、盆部与股前区之间的肌、血管与神经的重要通道。

30. 何谓肌腔隙?

　　肌腔隙是腹股沟韧带外侧部同髂骨之间的间隙,其前界为腹股沟韧带,后界为髂骨,内侧界为髂耻弓将其与血管腔隙分隔,腔隙内有髂腰肌、股外侧皮神经与股神经通过。腰椎结核时脓液可沿腰大肌及其筋膜经此腔隙向股部扩散,并可能刺激股神经。

31. 何谓血管腔隙?

　　血管腔隙是腹股沟韧带内侧部同耻骨之间的间隙,其前界为腹股沟韧带,后界为耻骨梳表面的耻骨梳韧带及耻骨肌筋膜,内侧界为腔隙韧带,外侧界为髂耻弓。腔隙内有股鞘及鞘内的股动、静脉、生殖股神经股支、腹股沟深淋巴结,鞘最内侧份为股管的上口股环,故有可能通过股环发生股疝。

32. 何谓股鞘?

　　股鞘是腹横筋膜和髂腰筋膜向下延续包裹股动脉和股静脉上段周围形成的漏斗形的筋膜鞘,长 3～4cm,鞘内有 2 个纵行的纤维隔,将股鞘分为 3 个腔,外侧部容纳股动脉,中间部容纳股静脉,内侧部即股管。股管内有少许脂肪组织,并有 1～2 个淋巴结。

33. 何谓股环? 为何股疝多见于女性?

　　股环是股管的上口,呈卵圆形。其前界为腹股沟韧带,后界为耻骨梳韧带,内侧界为腔隙韧带,外侧界为分隔股静脉的纤维隔。股环上方为壁腹膜覆盖,较薄弱。女性骨盆较男性宽大,女性股血管口径小于男性,女性股环的直径大于男性,故股疝多见于中年以上的经产妇女。

34. 为何股疝容易发生嵌顿？

当腹压长期增高时，腹腔内容物（主要为肠管）可经股环突入股管，最后经隐静脉裂孔突出至皮下形成股疝。由于股环三面均为韧带，缺乏伸展性，加上股环狭小，故股疝极易发生嵌顿。由于股环上方有腹壁下动脉的闭孔支或异常闭孔动脉通过腔隙韧带附近，故临床实施股疝修补术时，应避免损伤上述动脉而导致难以控制的大出血。

35. 大腿部前内侧的肌可以分为哪几群？主要有哪些肌？

大腿部前内侧的肌肉可以分为股前群肌和股内侧群肌两群。股前群肌包括股四头肌与缝匠肌；股内侧群肌包括耻骨肌、长收肌、短收肌、大收肌和股薄肌。

36. 股四头肌的起止、作用如何？由什么神经支配？

股四头肌上端有 4 个头，股直肌起自髂前下棘，股中间肌起自股骨体前面，股内、外侧肌分别起于股骨粗线内、外侧唇，四肌向下形成一个腱，包绕髌骨前面与两侧，向下延续为髌韧带，止于胫骨粗隆。股四头肌的作用是伸膝关节，股直肌还可屈髋关节。股四头肌由股神经支配。

37. 缝匠肌的起止、作用如何？由什么神经支配？

缝匠肌为全身最长肌，起自髂前上棘，斜向内下，止于胫骨体上端内侧面。其主要作用为屈髋关节与膝关节，该肌由股神经支配。

38. 股内侧群肌的起止、作用如何？由什么神经支配？

股内侧群肌位于内侧骨筋膜鞘内，包括耻骨肌、长收肌、短收肌、大收肌和股薄肌，它们共同起于耻骨支与坐骨支（大收肌尚有部分起于坐骨结节），主要止于股骨粗线与耻骨肌线（大收肌坐骨部止于收肌结节，股薄肌止于胫骨体上端内侧面），此肌群的作用为内收、外旋髋关节，由闭孔神经支配（耻骨肌尚接受股神经支配，大收肌还接受坐骨神经支配）。

39. 何谓股三角？有何临床意义？内有何结构？

股三角为腹股沟韧带（上界）、长收肌内侧缘（内侧界）和外缝匠肌内侧缘之间的三角区域。当发生腰椎结核时，脓液可沿腰大肌蔓延至股三角。从外侧向内侧有股神经、股鞘及鞘内的股动脉、股静脉、股管。

40. 股动脉有哪些主要分支?

股动脉的主要分支为股深动脉,在腹股沟韧带下方 3~5cm 处发自股动脉。行向内下。股深动脉的分支包括旋股内侧动脉、旋股外侧动脉、3~4 条穿动脉及肌支,并发关节支参与组成髋关节动脉网和膝关节动脉网。此外,股动脉在起始处还发出 3 条浅动脉,分别是腹壁浅动脉、旋髂浅动脉和阴部外动脉。

41. 股动脉有何临床应用?

股动脉是临床上进行介入放射学穿刺最常用的部位。操作简便、成功率高,以此可以达到血管造影诊断、血管成形术或血管灌注(栓塞)术治疗血管狭窄、血管畸形或动静脉瘘或血管破裂等。也可利用血管灌注(栓塞)术对肿瘤性疾病进行治疗。

42. 如何确定股静脉穿刺的部位? 有何临床应用价值?

临床上常在腹股沟韧带中点稍下方触及股动脉搏动,在搏动点稍内侧实施股静脉穿刺或插管,以此达到给药或者造影之目的。

43. 股神经的走行分布情况如何?

股神经起自腰丛,于髂筋膜深面经肌腔隙入股三角。其肌支支配股前群肌与耻骨肌,关节支分布于髋、膝关节,皮支包括股中间皮神经、股内侧皮神经及隐神经。

44. 临床上如何确定股神经阻滞定位?

常用腹股沟血管旁阻滞,即在腹股沟韧带中点稍下方、股动脉搏动点的外侧1cm 处,垂直进针,出现异感后注入麻醉药物即可。

45. 何谓收肌管? 其内主要有什么结构?

收肌管又称 Hunter 管,是位于股前内侧区中 1/3 段、缝匠肌深面、大收肌与股内侧肌之间的间隙。收肌管上口与股三角尖相通;下口称收肌腱裂孔向下通腘窝,炎症可经此管上、下蔓延。收肌管内的结构由前向后依次为隐神经、股动脉、股静脉等。

46. 隐神经阻滞麻醉有何意义？如何进行阻滞定位？

隐神经为股神经后支，属感觉神经，分布于髌骨下方、小腿前内侧面和足内侧缘的皮肤。涉及小腿内侧面的手术，仅骶丛阻滞麻醉常有阻滞不全，需加行隐神经阻滞。操作时，平髌骨上缘、股骨内侧髁内侧面垂直进针，或在此骨面作扇形穿刺寻找异感，引出异感后注药即可。

47. 何谓闭孔血管神经束？

闭孔血管神经束由闭孔血管与闭孔神经组成，经闭膜管出盆至股内侧区。

48. 闭孔神经的走行、分布情况如何？

闭孔神经起自腰丛（$L_2 \sim L_4$），穿闭膜管出盆，分为前、后两支，分别行于短收肌的前浅面与后面。前支支配长收肌、短收肌、股薄肌及髋和膝关节，后支支配闭孔外肌和大收肌。

49. 如何进行闭孔神经阻滞定位？操作中需要特别注意什么问题？

闭孔神经阻滞进针点位于耻骨结节外侧及下方 1.5cm 处。垂直进针至耻骨下支，再后退 2cm，稍偏外侧并紧贴耻骨上支下缘刺入 2.5cm，进入闭膜管，即可注药。由于充盈的膀胱可能与盆腔侧壁紧贴，若穿刺针经闭膜管刺入过深，则可能伤及充盈的膀胱，故行闭孔神经阻滞前应让患者排空膀胱，且进针不宜过深。

50. 临床上鹅足滑膜炎的解剖学结构基础如何？

鹅足是腘绳肌（缝匠肌、股薄肌和半腱肌）在胫骨近端前内侧部的腱性止点。这些肌腱腱膜和内侧副韧带之间内侧关节线下方 6cm 处存在一个滑膜囊。该滑膜囊可因过度使用时摩擦产生炎症。偶尔可有直接的挫伤。由于该损伤的诊断较为困难，其发病率可能比以往认为的要高。症状主要是活动时的局部疼痛。体格检查可发现局部压痛、肿胀，有时有捻发感。

51. 临床上小腿骨筋膜室综合征的解剖学结构基础如何？

小腿深筋膜在胫侧与胫骨内侧面骨膜相融合，在腓侧发出前、后肌间隔，分别附着于腓骨前、后缘的骨膜。小腿前区的深筋膜、胫骨与腓骨骨膜、小腿骨间膜及前、后肌间隔共同构成小腿前、后与外侧 3 个骨筋膜鞘，分别容纳小腿前群肌、外侧群肌、后群肌及相应的血管、神经等。

52. 股后皮神经的走行和分布情况如何？

股后皮神经为骶丛的分支，出梨状肌下孔至臀部，发臀下皮神经与会阴支，主干经臀大肌下缘穿出，在阔筋膜深面沿股后区中线下降至腘窝附近，主要分布于股后区及腘窝的皮肤。

53. 何为坐骨小孔？穿行有哪些结构？

坐骨小孔由骶结节韧带、骶棘韧带与坐骨小切迹围成。穿经坐骨小孔的结构由外侧至内侧依次为阴部内动脉、阴部内静脉及阴部神经。

54. 阴部内血管和阴部神经如何走行？分布于哪些结构？

阴部内血管和阴部神经自梨状肌下孔出盆后，绕坐骨棘、穿坐骨小孔至坐骨肛门窝，于阴部管内前行。血管、神经的分支分布于窝内结构及肛管下部，其主干前行至尿生殖区，分布于会阴部与外生殖器。

55. 臀部主要的血管神经从何部位穿行通过盆腔壁？主要有哪些血管神经？

臀部主要的血管神经通过梨状肌上、下孔穿行通过盆腔壁。主要有：臀上动静脉、臀上神经，通过梨状肌上孔穿行；臀下动静脉、臀下神经、坐骨神经、股后皮神经、阴部神经和阴部内动静脉等，通过梨状肌下孔穿行。

56. 临床上梨状肌综合征的解剖学基础是什么？

坐骨神经与梨状肌之间存在以下几种解剖关系：①坐骨神经以单股经梨状肌下孔出骨盆，占66.3%；②坐骨神经在盆内分成两股：一股穿经梨状肌，另一股经梨状肌下孔出骨盆，占27.3%；其余类型占6.4%。由于坐骨神经与梨状肌关系非常密切，故梨状肌损伤、出血、痉挛等，可压迫坐骨神经致臀、腿疼痛，称为梨状肌综合征。

57. 臀部坐骨神经近端阻滞如何定位？

患者取侧卧位，髋、膝关节略屈曲，取股骨大转子与髂后上棘连线的中点，经该点作与该线的垂直线，此线与股骨大转子至骶管裂孔连线的此交点为穿刺进针点。经穿刺点垂直进针，直至出现异感。

58. 臀部坐骨神经远端阻滞如何定位？

患者侧卧位，髋、膝关节屈曲（也可取仰卧屈髋屈膝体位），股骨大转子与坐骨结节连线的中点或稍内侧为穿刺点。经穿刺点垂直进针，直至出现异感。

59. 坐骨神经前入路阻滞如何定位？

近年的研究表明，可经前入路行坐骨神经阻滞。在腹股沟韧带中、内 1/3 交点处作与该韧带垂直的垂线，再经股骨大转子作与腹股沟韧带的平行线，上述两线的交点即为穿刺点（约距腹股沟韧带 8cm）。于进针点垂直进针，后稍偏向外侧直抵股骨小转子，退针 1～2cm 向内侧调整方向使针与皮肤垂直，沿股骨内侧缘向后推进约 5cm 即可引出异感，回抽无血即可注药。

60. 大腿后骨筋膜鞘的结构有何特点？

大腿后区的深层结构主要为后骨筋膜鞘。鞘内主要为股后群肌与坐骨神经，没有动脉主干，但有丰富的动脉吻合。

61. 大腿后群肌有哪些？起止点、功能和神经支配如何？

大腿后群肌共三块，即股二头肌、半腱肌与半膜肌，合称腘绳肌。股二头肌长头同半腱肌和半膜肌共同起始于坐骨结节，股二头肌长头行向外下，与起于股骨粗线的短头汇合，止于腓骨头。半腱肌与半膜肌则行向内下，分别止于胫骨粗隆内侧与胫骨内侧髁下缘的骨面。三肌的作用为伸髋关节、屈膝关节，股二头肌可外旋、半腱肌和半膜肌可内旋小腿。三肌均受坐骨神经支配。

62. 临床上如何根据坐骨神经在股后区的走行检查其压痛的情况？

坐骨神经经坐骨结节与股骨大转子之间入股后区，在股二头肌长头与大收肌之间下行，自其内侧发出至股二头肌长头、半腱肌、半膜肌、大收肌坐骨部的肌支。一般坐骨神经降至腘窝上角附近分为胫神经与腓总神经两终支。在臀大肌下缘与股二头肌长头外侧缘的夹角处，坐骨神经位置较表浅，是检查坐骨神经压痛的常用部位。

63. 何为腘窝？如何围成？其内有哪些重要结构？

腘窝是膝后区一个由肌围成的菱形窝。腘窝有一顶一底与四壁。顶即腘筋膜，底自上而下依次为股骨腘面、膝关节囊后部（腘斜韧带）与腘肌，上内侧壁为半腱肌、半膜肌,上外侧壁为股二头肌,下内侧壁为腓肠肌内侧头,下外侧壁为腓肠肌外侧头。腘窝内主要结构在中线上由浅入深有胫神经、腘静脉、腘动脉及其属支与分支,在窝上外侧缘有腓总神经。上述结构的周围有大量的脂肪组织及滑膜囊等充填,在腘血管附近还有腘深淋巴结。

64. 腘窝浅层有什么结构?

腘窝区皮肤薄,易于移动。股后皮神经的末支、隐神经以及腓肠外侧皮神经的分支分布于此区皮肤。小隐静脉于腘窝下部穿过深筋膜上行汇入腘静脉。

65. 腓总神经如何走行? 什么部位容易损伤?

腓总神经在腘窝上角由坐骨神经分出后经股二头肌内侧缘行向外下,发出腓肠外侧皮神经和关节支后,绕腓骨颈外侧,穿腓骨长肌分为腓浅、腓深神经两终支。在腓骨颈处腓总神经位置表浅,易受损伤。

66. 什么手术体位可能损伤腓总神经?

在做膀胱截石位手术时,手术时间过长可能因腓总神经长时间受压或因姿势不对而造成损伤,应极力避免。

67. 胫神经如何走行? 什么情况下容易损伤?

胫神经为坐骨神经干的直接延续,在腘血管后方与之伴行下降,至腘肌下缘经比目鱼肌腱弓深面入小腿后区,发肌支支配小腿后群肌,其终支至足底分布于足底肌与皮肤。高位结扎小隐静脉末端时,应注意避免损伤其浅面的胫神经。

68. 腘静脉如何走行?

腘静脉与腘动脉共同包被于腘血管鞘内。在腘肌下缘由胫前、后静脉合成,上行穿收肌腱裂孔移行为股静脉。在腘窝内收纳小隐静脉、膝关节及邻近诸肌的小静脉。

69. 腘动脉如何走行? 在什么情况下容易损伤?

腘动脉邻贴股骨腘面与膝关节囊后部,沿中线下行至腘肌下缘,分为胫前、胫后动脉至小腿前、后区。腘动脉位置最深,与股骨腘面相贴,故当股骨髁上骨折时,可伤及腘动脉。

70. 腘深淋巴结有何特点？

腘深淋巴结沿腘血管周围配布，有 4~5 个。收纳足与小腿深淋巴管及足外侧部和小腿后外侧部的浅淋巴管，输出管注入腹股沟深淋巴结。

71. 小腿后面浅层结构有何特点？有什么临床意义？

此区的皮肤柔软，弹性好，血供丰富，部位隐蔽，浅筋膜内有多条皮神经，故为临床常用的皮瓣供区。浅筋膜内有小隐静脉、腓肠内侧、外侧皮神经及腓肠神经等。

72. 小隐静脉如何走行？

小隐静脉起于足背静脉弓的外侧端。绕外踝后方至小腿后区，沿小腿后面中线伴腓肠神经上行，至腘窝下角穿腘筋膜，注入腘静脉。沿途收集小腿后区的浅静脉，并有小支与大隐静脉或其属支吻合。

73. 腓肠内侧皮神经的走行、分布情况怎样？

腓肠内侧皮神经在腘窝内由胫神经发出。在深筋膜深面沿中线下行，约在小腿中部处穿深筋膜浅出，与腓肠外侧皮神经的交通支吻合成腓肠神经，伴小隐静脉下降，经外踝与跟骨之间向前转至足背外侧缘，改称足背外侧皮神经，分布于小腿后面下部、足背与小趾外侧缘皮肤。

74. 腓肠外侧皮神经走行、分布情况怎样？

腓肠外侧皮神经在腘窝内由腓总神经发出。在腓肠肌外侧下行至小腿中部穿深筋膜浅出，分布于小腿下段外侧面的皮肤。

75. 何谓小腿后骨筋膜鞘？

小腿深筋膜与小腿后肌间隔、小腿骨间膜及胫、腓骨共同围成小腿后骨筋膜鞘，为横肌间隔又分为后深、浅骨筋膜鞘。鞘内容纳小腿后群肌与胫后动、静脉及胫神经等。此鞘上通腘窝，下通足底，故感染可沿血管神经束互相蔓延。

76. 小腿骨筋膜鞘内有哪些血管神经束走行？

小腿前骨筋膜鞘内有胫前动静脉、腓深神经构成的血管神经束走行，小腿后骨筋膜鞘内有胫后动静脉和胫神经构成的血管神经束、腓动静脉血管走行，小腿外骨筋膜鞘内走行有腓浅神经。

77. 腓浅神经卡压最常见在什么部位?

腓浅神经起自腓总神经,在外侧骨筋膜鞘内,腓骨长、短肌之间下降,发肌支支配此两肌。至小腿外侧中、下 1/3 交界处穿深筋膜浅出至皮下,分布于小腿外侧面及足背的皮肤。腓浅神经在外踝近端上方约 10cm 处穿深筋膜,这是最常见的小腿神经受压部位。症状表现为外踝局部的隐痛,有时有足部疼痛。该疼痛一般与运动有关。

78. 小腿后深、浅筋膜室综合征的解剖学结构基础如何?

在小腿后部,小腿被分为 2 个筋膜室,解剖层次上一深一浅。后深间室位于胫骨和腓骨之间,在连接胫、腓骨的致密结缔组织(骨间膜)后方,内有趾长屈肌群(趾长屈肌和踇长屈肌)和胫后肌,支配和营养小腿后部和足底部的神经、血管也走行于后深间室。后浅间室包含位置较浅、较宽的小腿肌肉(比目鱼肌)和位置较浅的小腿肌肉(腓肠肌)。由于外部冲击或急性肌肉过劳如跑步和跳跃(尤其是起跳时)可能引发肌肉损伤,导致筋膜室内压力增高,其内血管和神经受压,同时胫骨内侧缘的骨膜所受牵张力也会增高,会出现骨膜疼痛和炎症(骨膜炎)。

79. 运动损伤中网球腿的解剖学基础是什么?

小腿肌肉组织的撕裂(腓肠肌撕裂)通常出现在跟腱与小腿肌肉内层肌腹移行的位置。网球运动时发球或向前冲易造成小腿肌肉(腓肠肌)部分撕裂,损伤的解剖位置常位于小腿肌肉(腓肠肌)和跟腱移行处的内侧缘。该损伤亦多见于羽毛球、壁球、排球、篮球和手球等运动,以及跳跃性运动。

80. 胫后动脉走行、分布情况如何?

胫后动脉为腘动脉的直接延续。沿小腿后群浅、深层肌之间下行,经内踝后方至足底,分为足底内、外侧动脉。沿途分支营养小腿后群肌等,并参与构成膝、踝关节动脉网。胫后动脉在起始部稍下方发出较粗的腓动脉,经胫骨后肌浅面斜向外下方,沿踇长屈肌与腓骨之间至外踝后方,沿途分支营养小腿后、外侧群肌等。

81. 胫后静脉走行如何?

胫后静脉有两支,伴行于同名动脉的两侧,在腘肌下缘汇入腘静脉。

82. 胫神经走行、支配情况如何?

胫神经在小腿后群浅、深层肌之间伴胫后血管下行,经内踝后方至足底,分为足底内、外侧神经,沿途分支支配小腿后群肌。

83. 为何足背容易发生水肿?

因踝前区与足背皮肤薄,移动性大,浅筋膜较疏松,下肢水肿时,足背肿胀出现较早。

84. 足背有哪些神经分布?

分布于足背内侧缘的皮神经为隐神经,至外侧缘的为腓肠神经的末段足背外侧皮神经,两者间为腓深、腓浅神经的分支分布。腓浅神经的两支终末分支分布于足背与趾背绝大部分皮肤,腓深神经的皮支仅分布于第1、第2趾相对缘背侧的皮肤。

85. 何为伸肌上、下支持带?

小腿前区的深筋膜于胫、腓骨下段前方增厚形成伸肌上支持带,其两端分别附于胫腓骨前缘约束小腿前肌群的肌腱。小腿前区的深筋膜自伸肌上支持带延续至踝关节前方增厚形成横位的 Y 字形的伸肌下支持带,其外侧端附着于跟骨上面的前部,其内侧部分为两束,上束附着于内踝,下束越过足内侧缘续于足底深筋膜。

86. 伸肌下支持带形成了哪 3 个骨纤维管?

伸肌下支持带向深面发出两个纤维隔,形成 3 个骨纤维性管:内侧管、中间管和外侧管。内侧管有胫骨前肌腱及其腱鞘通过;中间管有拇长伸肌腱及其腱鞘、足背血管和腓深神经通过;外侧管有趾长伸肌腱和第三腓骨肌腱及其腱鞘通过。

87. 足背的深筋膜分为几层? 筋膜间隙内有哪些结构?

足背的深筋膜分浅、深两层,浅层自伸肌下支持带下延,附于足内、外侧缘的骨膜,深层贴附于骨间背侧肌表面与跖骨骨膜。两层间为足背筋膜间隙,内有拇长伸肌与趾长伸肌腱、拇短与趾短伸肌及肌腱,足背动脉及其分支与伴行静脉及腓深神经。

88. 足背动脉走行和分支如何？

足背动脉在内、外踝连线中点的下方续于胫前动脉。经拇长伸肌腱和趾长伸肌腱之间前行，至第1跖骨间隙处分为足底深支及第1跖背动脉两终支。

89. 踝后区与足底浅层结构有何特点？

踝后区的皮肤移动性大，浅筋膜较疏松，足跟处的皮肤角化层较厚。足底皮肤厚，尤以足跟、第1和第5跖骨头及足外侧缘支持体重的部位更为明显。足底皮肤无毛，但汗腺丰富，由足底内、外侧神经的皮支分布。足底浅筋膜致密，其内含大量纤维束连接皮肤与深筋膜，并含较多的脂肪。

90. 何为屈肌支持带？

踝后区的深筋膜在内踝与跟骨内侧面之间增厚形成屈肌支持带，两端分别附于内踝后下缘与跟骨内侧面，约束由小腿后面至足底的各长屈肌腱与血管神经。

91. 何为腓骨肌上、下支持带？

踝后区的深筋膜在外踝与跟骨外侧面之间增厚形成腓骨肌上支持带，张于外踝与跟骨外侧面之间；腓骨肌下支持带实为伸肌下支持带向后外下方的延续。它们的深面有腓骨长、短肌腱及腓骨肌总腱鞘通过。

92. 何为踝管？有哪些结构？

屈肌支持带两端分别附于内踝后下缘与跟骨内侧面，与跟骨共同构成踝管。支持带向深面发出3个纤维隔，将踝管分隔成4个骨纤维性管，分别有被覆滑膜鞘的小腿屈肌腱与血管神经束通过，由前向后依次为：①胫骨后肌腱；②趾长屈肌腱；③胫后动、静脉和胫神经；④拇长屈肌腱。踝管是小腿后区与足底之间的唯一通道，管内有疏松结缔组织，小腿或足底感染，可经踝管互相蔓延。

93. 踝管综合征的解剖学基础是什么？

胫神经自内踝和跟骨之间经由屈肌支持带深面离开小腿后筋膜间隙。当踝部（包括小腿后筋膜间隙内包裹肌腱的滑膜鞘）发生水肿和紧张时，可引起胫神经受压（踝管综合征），受影响的区域可从内踝直到跟骨。屈肌支持带压迫到胫神经时可产生足跟部疼痛。

94. 足底深筋膜形成了哪三个骨筋膜鞘？分别有什么结构？

足底深筋膜分浅、深两层。浅层覆盖于足底肌浅面，深层（骨间跖侧筋膜）覆盖在骨间肌的跖侧，与跖骨骨膜愈合。浅层中间部增厚呈长三角形的部分称足底腱膜，从足底腱膜内、外侧缘向深部发出内、外侧肌间隔，分别附着于第1、第5跖骨，将足底分为内侧、中间、外侧三个骨筋膜鞘，分别容纳足底肌内侧群（除拇收肌外）与拇长屈肌腱、足底肌中间群与拇收肌及趾长屈肌腱、足底肌外侧群。3个肌群之间，有足底内、外侧血管和神经走行。

95. 何为足底腱膜？

足底深筋膜分浅、深两层。浅层覆盖于足底肌浅面，深层（骨间跖侧筋膜）覆盖在骨间肌的跖侧，与跖骨骨膜愈合。浅层中间部增厚称足底腱膜，呈长三角形，尖向后附着于跟骨结节，底向前分裂成五束附着于各跖趾关节囊和趾腱鞘，各束间有横纤维相连。足底腱膜有保护足底血管、神经，加强足纵弓的作用。

96. 足底筋膜炎的解剖学结构基础如何？

由足底腱膜损伤引发的退行性病变过程。足底腱膜是一种由致密的结缔组织构成的纤维带，从足底跟骨内侧起始，走行时与附着于脚趾的韧带合并。蹬地或跑步上坡时，足跟抬起，脚趾与跖骨之间的夹角增加，腱膜被拉伸。随着脚趾屈曲度增加，腱膜变得越来越紧，而纵弓也因此而更稳定。然而，紧绷的腱膜也成了潜在的损伤位点。在剧烈的起跳过程中，足底腱膜起始处或趾短屈肌处可以发生断裂。急速转身也可增加足底组织的负荷，造成损伤。足底筋膜炎也可由脚过度使用造成。在长时间的损伤中会存在瘢痕增生、炎症反应或结构破坏的迹象，与退行性病变过程更相符。

97. 足底内、外侧动脉的走行、分布如何？

足底内、外侧动脉在屈肌支持带深面由胫后动脉发出，经拇展肌深面入足底。足底内侧动脉沿拇展肌外侧缘前行，分布于足底内侧份的肌与皮肤；足底外侧动脉经趾短屈肌深面行向外侧至第5跖骨底处，折转向内侧至第1跖骨间隙，与足背动脉的足底深支吻合成足底弓，自弓向前发出4条趾足底总动脉，后者向前各自分为两支趾足底固有动脉，分布于足趾。足底外侧动脉沿途还分支营养足底外侧份的肌与皮肤。两动脉各有同名静脉与之伴行。

98. 足底内、外侧神经的分布情况如何？

　　胫神经经内踝后方至足底，分为足底内、外侧神经。它们行程大致与同名动脉相同。足底内侧神经主要分布于足底内侧群肌和内侧半皮肤；足底外侧神经主要分布于足底中间群、外侧群肌和外侧半皮肤。

99. 下肢皮神经的节段性分布规律如何？有何意义？

　　脊神经在躯干部皮肤的分布有明显的节段性，每一皮节形成一个环带，在上下肢环带不明显，但仍表现出一定的规律性。在下肢，大腿前内侧面与膝前区皮肤自上向下由 $L_1 \sim L_3$ 分布，小腿前内侧面与足内侧缘由 L_4 分布，小腿前外侧面、足背与足底内侧部由 L_5 分布，足外侧缘与足底外侧部由 S_1 分布，小腿后面与大腿后面由 S_2 分布，臀部、会阴由 S_3、S_4 分布，外生殖器前份由 L_1、后部由 S_3、S_4 分布。按皮神经分布的规律，可行相应的疼痛治疗或判断麻醉平面。

100. 下肢肌的神经节段性支配有何规律？

　　虽然胚胎时期各肌节演化的肌都由支配该体节的脊神经配布，但在发育过程中肌常有合并、分层、分裂、迁徙等变化，所以脊神经对肌的支配节段性不明显，常有一条脊神经的纤维分布至多块肌、一块肌有多条脊神经的纤维分布的情况，所以一条脊神经损伤可致某一肌肉的功能减退但不会完全丧失功能，但可使多块肌同时受累。一般而言，下肢肌中髋肌前群与大腿前群、内侧群肌由腰丛的分支（L_2、L_3、L_4）支配，髋肌后群及大腿后群肌、小腿肌及足肌全由骶丛的分支支配：臀部肌、股后群肌、腘肌、小腿前群肌与足背肌由 L_4、L_5、S_1 支配，小腿三头肌由 L_4、L_5、S_1、S_2 支配，小腿外侧群肌由 L_5、S_1 支配，小腿后群肌深层与足底肌基本上由 L_5、S_1、S_2（S_3）支配。

101. 股神经干损伤后会出现哪些症状？

　　股神经干损伤后大腿前群肌麻痹，屈髋能力降低，不能伸小腿从而行走困难尤其是上楼梯；膝反射消失；股前区感觉障碍，膝前区内侧份、小腿前内侧面亦可能出现感觉障碍，往往伴灼性神经痛。

102. 闭孔神经损伤后会出现哪些症状？

　　闭孔神经损伤后股内侧群肌麻痹，大腿不能内收，下肢交叉动作不能完成；大腿内侧面上份皮肤感觉障碍。

103. 坐骨神经损伤后会出现哪些症状?

坐骨神经损伤后大腿后群肌、小腿全部肌与足肌麻痹,膝关节不能屈,膝关节以下所有运动消失;跖反射与跟腱反射消失,但膝反射正常;膝以下除隐神经分布区外的皮肤感觉消失。

104. 胫神经损伤后会出现哪些症状?

胫神经常与腘血管同时损伤。胫神经损伤后小腿后群肌与足底肌麻痹,不能跖屈踝关节、不能屈趾,表现为钩形足、仰趾畸形;跖反射与跟腱反射消失;小腿后面、足外侧缘与足底皮肤感觉障碍。

105. 腓总神经损伤后会出现哪些症状?

腓总神经损伤后小腿前群与外侧群肌及足背肌麻痹,不能背屈踝关节、不能伸趾、也不能使足外翻,而呈马蹄内翻畸形;小腿前外侧面与足背、趾背感觉消失。

106. 臀上神经损伤后会出现哪些症状?

臀上神经损伤后臀中、小肌与阔筋膜张肌麻痹,髋关节不能外展、内旋力弱,大腿呈外旋位、行走时出现跛行。令患者以患肢单腿站立时站立不稳,其骨盆与整个身体均向健侧倾斜。

107. 臀下神经损伤后会出现哪些症状?

臀下神经损伤后臀大肌麻痹,伸髋关节无力,上楼梯困难,时间长后臀部隆起消失。

(张剑凯)

痛与镇痛的神经解剖学

1. 疼痛与伤害性感受在神经解剖学上区别是什么？

疼痛是一种与组织损伤或潜在组织损伤相关的感觉、情感、认知和社会维度的痛苦体验。仅有感觉而无情感反应，或仅有情感反应而没有感觉，都不是真正意义上的疼痛。任何伤害性刺激均可产生伤害性感受，但并不一定都会引起明确的疼痛。伤害性感受可以发生在皮质以下的各级中枢，而疼痛的感知则必须（只有）在皮层才能建立。甚至有人认为痛觉可能为人类所特有，其他生命体或许仅有伤害性感受而无痛觉。

2. 躯体痛的解剖基础是什么？

躯体痛是指伤害性刺激激活皮肤、骨骼肌、骨膜、关节等躯体性器官痛感受器而产生的疼痛。又可分为浅表痛和深部痛。浅表痛是由刺激皮肤引起的疼痛。其特点是定位明确，反应较快。深部痛是指皮下结构主要包括肌肉、肌腱、骨膜和关节受到伤害性刺激而引起的疼痛。其特点是定位模糊，反应迟钝，近似内脏痛的特征。

3. 内脏痛的解剖基础及其特点是什么？

内脏痛是指伤害性刺激激活内脏器官痛感受器而产生的疼痛。具有以下几个特点：①感觉模糊，定位不明确，近似深部疼痛。②对不同伤害性刺激的反应各异。如直接切割、烧灼常不引起明显的内脏痛，而组织缺血、缺氧、炎症、平滑肌痉挛以及牵拉等，则可产生剧烈的疼痛，并伴有运动或自主性反射等。③持续性内脏痛可以产生特定部位皮肤及其深部组织的牵涉痛或痛觉过敏，即牵涉痛。

4. 什么是牵涉痛和牵涉区？

　　牵涉痛是指当内脏器官持续疼痛（损伤或炎症）时，由于有病变的内脏神经纤维与体表某处的神经纤维会合于同一脊髓段，来自内脏的传入神经纤维除经脊髓上达大脑皮质，反应内脏疼痛外，还会影响同一脊髓段的体表神经纤维，传导和扩散到相应的体表部位，而引起疼痛，称为牵涉痛。发生牵涉痛的体表区，叫作牵涉区，1898 年，Head 首次记载了这一现象，所以也称为海德带。

5. 牵涉痛会聚易化学说的解剖学基础是什么？

　　会聚易化学说病变器官与其牵涉区的感觉经背根神经纤维传入脊髓，终止于脊髓背角的相同区域。当来自该病变器官过多的伤害性信息不断地进入脊髓背角，可形成局部兴奋灶，并可易化处于相同背角的其他神经元，使其活性大为增强。这样来自牵涉区皮肤本属正常、平时不足以引起躯体痛的阈下冲动，也能激活这些神经元，产生兴奋，传至皮层，从而产生牵涉痛或痛觉过敏的感觉。

6. 牵涉痛会聚投射学说的解剖学基础是什么？ 为什么有些内脏器官与其牵涉区皮肤的传入神经在解剖关系上并不终止在相同的脊髓节段也会发生牵涉痛呢？

　　这是因为尽管它们的传入纤维不经相同的背根节，也不终止于相同的脊髓背角，但在它们自不同阶段进入脊髓进一步向更高级中枢传递时，则可投射并会聚在传导通路的某个共同部位（如脑干、丘脑），终止于共同的神经元。当内脏痛觉冲动不断经此通路上传时，大脑依据往常的经验也会"理解"为来自皮肤的痛觉。据此有人提出了牵涉痛的会聚投射学说的概念。

7. 牵涉痛周围神经分支学说的解剖学基础是什么？

　　Dogiel(1897)最先提出脊神经节感觉神经元的中枢突和周围突存在分支的可能。Sinclair 等(1948)根据外周麻醉可以消除牵涉痛这一现象提出：人的脊神经背根节细胞周围突可能具有多个分支，分别连于内脏器官和相应部位的皮肤，两者的感觉传入由一个神经元承担，大脑皮质难以区分痛感觉的本源。于是有人提出了牵涉痛发生机理的周围神经分支学说。

8. 如何根据组织学不同区别生理性疼痛与病理性疼痛？

　　生理性疼痛可直接释义为与生理活动相关的疼痛。如青春期、经期前、人工流产后、性生活后等的乳房胀痛等。是机体对有害刺激的防御性反应，不需治疗，即可自动恢复正常。一般认为，生理性疼痛尚未造成组织损伤或潜在损伤的明显病理学改变。病理性疼痛是指由创伤、感染、肿瘤等各种因素，不仅造成组织损伤或潜在损伤的病理学改变，甚至伴随情感变化。主要包括炎性疼痛、神经病理性疼痛和精神源性疼痛等。

9. 炎性痛的组织解剖学有哪些变化？

炎性疼痛是由于创伤、手术、感染等原因导致组织损伤或潜在损伤而产生的疼痛。其特点是一般有红、肿、热、胀等组织学的炎症表现。持续时间较短的炎性痛通过抗感染治疗，多可修复损伤，疼痛消失，恢复正常。而久治不愈的炎性痛，累及躯体感觉神经系统的功能，则可恶化为神经病理性疼痛。

10. 神经病理性疼痛是哪部分神经组织损伤或疾病的直接后果？

神经病理性疼痛也称神经源性疼痛。2011 年的定义为"神经病理性疼痛是累及躯体感觉神经系统损伤或疾病的直接后果"。这说明神经病理性疼痛的解剖学基础是躯体感觉神经系统发生损伤或患有疾病。

11. 如何简单判断自发性疼痛？

自发性疼痛，即没有受到刺激而自行发生随机并持续的疼痛。简言之，没刺激而痛。

12. 如何简单判断痛觉过敏？

痛觉过敏，即小的伤害性刺激引起异常增强、延长和更加敏化了的疼痛。换句话说，也就是伤害性刺激的时程、强度、范围虽小，却引起了与之不匹配的长时程、高强度和大范围的疼痛。简言之，小伤害致大痛。

13. 如何简单判断触诱发痛？

触诱发痛也有译作痛觉超敏或异常疼痛。痛觉超敏在含义上很难与痛觉过敏界定，而异常疼痛也会引起歧义。因此倾向译为触诱发痛，概念形象而易于区别。所谓触诱发痛，即好的刺激（即非伤害性刺激，如触摸、轻触、按摩等）在正常情况下并不导致疼痛，但在神经病理性疼痛情况下，却引起了持续地疼痛。简言之，好刺激引起的坏痛。

14. 精神源性疼痛有何解剖学特点？

　　精神源性疼痛是指在未见明显的器质性病理改变，甚至该器官已不存在（如肢体已残缺），但患者却诉述某些器官存在疼痛。如幻肢痛，妄想、癔症、抑郁症等所引起的疼痛。

15. 痛觉传入初级神经元在解剖学上分为哪几个部分？

　　痛觉初级传入神经元同属于初级感觉神经元，在结构上包括感受器、胞体和初级传入纤维三个连续的部分，它们并无解剖学上的明确界限，但为了深入阐释它们的功能，往往分别予以描述。

16. 感受器的解剖实质是什么？

　　感受器实质上就是传入神经纤维的游离末梢。凡有神经末梢分布的部位都存在感受器。感受器能被各种形式的刺激所激活，并将刺激的能量转化为神经冲动，因此也是一种换能装置。

17. 感受器在解剖学上有哪些类型？

　　不同感受器在形态上似无特异之处，目前的分类主要根据其连属传入纤维的类型。连于粗的、有髓鞘的 Aα 纤维的称为 Aα 感受器；连于较粗的、有髓鞘的 Aβ 纤维的称为 Aβ 感受器；连于较细的、有髓鞘的 Aδ 纤维的称为 Aδ 感受器，连于更细的无髓鞘 C 纤维的称为 C 感受器。一般认为，正常情况下，Aβ 感受器为非伤害性感受器，主要感受非伤害性刺激。而绝大多数的伤害性刺激都是由 Aδ 感受器和 C 感受器感受的。

18. 感受器的分子解剖学基础是什么？

　　1969 年，Cosens 和 Manning 根据在当受到不同的光刺激时，果蝇视网膜光感受器上可记录到与正常不同的瞬间电位变化，因此认为感受器实际上是一种能感受瞬时电位变化的分子物质结构，于是提出了"瞬时感受器电位"（transient receptor potential，TRP)的概念。后来 Montell 和 Rubin(1989)等陆续在不同组织细胞上克隆并证明 TRP 的实质是受体门控的阳离子通道基因蛋白。现已知与感受器相关的 trp 同源基因有 20 多个，因而又称之为"超家族瞬时感受器电位"（transient receptor potential superfamily)。

19. 与伤害性感受相关的瞬时电位感受器有哪些？

与躯体和内脏温痛觉有关的超家族 TRP 成员主要有：①TRPV1，为辣椒素敏感的伤害性热感受器。②TRPV2，辣椒素非敏感的伤害性热感受器。③TRPV3，辣椒素非敏感的非伤害性温觉感受器。④TRPM8，薄荷醇敏感的伤害性冷觉感受器。

20. 痛觉初级传入神经元的胞体在哪里？

司躯干和四肢痛觉初级传入神经元胞体的位置者位于 31 对脊神经节内，司头面部痛觉者主要位于三叉神经节内。另外，在舌咽神经上神经节、迷走神经颈静脉神经节、面神经的膝神经节等部也可有痛觉传入的初级神经元。一般认为，内脏感觉神经元的胞体也位于脊神经节或脑神经节内，其中枢突随相应的脊神经或脑神经进入脊髓或脑干。周围突则随脊神经、脑神经、交感神经或副交感神经的分支分布于各脏器。

21. 初级传入神经元的形态、大小及其与痛觉的传导有什么关系？

传递痛觉的神经元同属感觉神经元，在形态上多为圆形、卵圆形，分支为双极或假单极。以大鼠背根节神经元为例，根据其直径大小，一般分为大、中、小 3 类：直径 $>35\mu m$ 者为大细胞，直径 $20\sim35\mu m$ 者为中细胞，直径 $6\sim20\mu m$ 者为小细胞。目前认为大细胞主要传递与非伤害性信息，而伤害性信息主要由中、小细胞传递，其中锐痛、快痛由中细胞介导，而钝痛、慢痛则由小细胞介导。

22. 初级传入纤维的粗细与传导痛觉的类型有什么关系？

初级传入纤维根据其连于背根节神经元的类型可以分为：$A\beta$ 纤维，由大细胞发出，有厚厚的髓鞘，较粗；$A\delta$ 纤维，由中细胞发出，有薄层髓鞘，较细；C 纤维，由小细胞发出，无髓，最细。一般认为痛觉主要是由细的有髓的 $A\delta$ 纤维和无髓的 C 纤维传入的。其中中细胞发出的 $A\delta$ 纤维传导速度快，兴奋阈低，主要传导锐痛、快痛；小细胞发出的 C 纤维兴奋阈较高，传导速度慢，主要传导慢痛。而非伤害性刺激主要由大细胞发出的 $A\beta$ 纤维传入。

23. 躯干和四肢的痛觉初级传入纤维通常终止在脊髓背角的什么部位？

应用神经追踪与电生理等结合技术证实，非伤害和伤害性信息传入纤维在脊髓背角各个板层的终止部位具有选择性。其中，非伤害信息主要有厚髓较粗的 $A\beta$

纤维传递,多终止在Ⅲ～Ⅳ层,也可因刺激类型不同,分别终止于Ⅱ～Ⅵ等不同板层或板层组合;伤害性信息主要由薄髓较细的 Aδ 纤维和无髓最细的 C 纤维传递,Aδ 纤维主要传递快痛且终止于脊髓背角的Ⅰ、Ⅴ、Ⅹ层;C 纤维传递慢痛,主要终止于Ⅱ层。

24. 初级传入纤维末梢介导痛觉的经典信使物质是什么?

伤害性感受器接受伤害性刺激,转化可传导的信号冲动,经由初级传入纤维终末终止于背角相应板层并与此处的各种神经结构构成突触关系。通过释放能介导痛信息的分子物质将痛信息进一步向其他神经结构传递。现已证实在初级传入末梢有数十种生物活性物质存在,其中人们认为兴奋性氨基酸(谷氨酸)和 P 物质较多地符合伤害性信息传递信使的条件。

25. 脊髓背角神经元在解剖学上主要有哪些类型?

脊髓背角就解剖学而言不外乎由神经元和胶质细胞构成。神经元主要包括 2种:①投射神经元,胞体位于背角以较长的突起(如脊髓丘脑束等)把信息传递到更高级中枢的一类神经元。②中间神经元(也叫联络神经元),胞体位于背角局部,以胞体或较短的突起将信息中继给其他神经元(如投射神经元、其他中间神经元和前角运动神经元等)。胶质细胞的数量远比神经元多,主要为星形胶质包与小胶质细胞。

26. 脊髓灰质的细胞构筑有何特点?

脊髓灰质分为 10 层。Ⅰ层又叫边缘层,为一覆盖背角尖的薄层细胞;Ⅱ层,即胶质区。这是由于此部含有大量小细胞和无髓纤维,在髓鞘染色时,亮而透明的缘故。Ⅲ～Ⅳ层相当于后角固有核;Ⅴ层为背角颈,Ⅵ层仅见于颈、腰膨大;Ⅶ层相当于前后角之间的中间带;Ⅷ～Ⅸ层占据腹角,主要为大小不等的运动神经元构成;Ⅹ层是围绕中央管周围的灰质部分。

27. 脊髓背角传递痛觉的信号系统有哪些?

目前已经证实,在脊髓背角至少存在 2 个密切相关的传递痛觉信息的递质系统:一是短时程反应的兴奋性氨基酸系统,由 N - 甲基- D - 天冬氨酸(N-Methyl-D-aspartic acid,NMDA)受体介导;另一是 P 物质(Substance P,SP)与兴奋性氨基酸共同参与的长时程反应系统,由 NMDA 受体和 SP 受体共同介导。通过这 2

个系统的相互作用,触发和传递不同性质不同时程的疼痛。

28. 背侧丘脑在痛觉传导中有何重要作用?

背侧丘脑外侧核群团,包括腹后核群、后核群、丘脑网状核等。其中,腹后核群的腹后内侧核主要接受三叉丘系传入的头面部躯体痛觉信息,而腹后外侧核主要接受脊髓丘系传入的躯干和四肢的躯体痛觉信息,进一步在投射到大脑皮质相关区域。背侧丘脑内侧核团一方面接受来自脊髓等低位中枢的伤害性信息,另一方面又广泛投射到与情感有关的额叶皮层和边缘系统。因此,该区可能与痛觉的情绪整合有关。

29. 大脑皮质在痛觉传导与整合中有何重要地位?

大脑皮质是痛觉传递的最高级驿站,也是人类痛觉整合的最高级中枢。实验性损伤引起受试者产生疼痛时,在其皮质感觉区却记录到长潜伏期的诱发慢波反应,而这种反应可被镇痛药抑制。同样的实验在动物体感皮质也可记录到类似的慢波反应。由于对知觉研究技术上的限制,很难在人体上进行更深入的实验性研究,因此对皮质如何进行信息整合痛觉,还知之甚少。

30. 传导躯干和四肢痛觉的脊髓丘脑束(脊髓丘系)的解剖学基础是什么?

传递躯干和四肢躯体痛觉的第一级神经元胞体位于 31 对背根节内,其周围突连于躯干和四肢的躯体痛感受器,中枢突经脊神经背根外侧部进入脊髓背角的相应板层,与板层的神经元构成突触关系。接受痛信息的神经元作为第二级神经元发出纤维经白质前连合斜越或上升 1~2 个脊髓节段,至对侧形成脊髓丘脑束上行,经延髓下橄榄核的背外侧、脑桥和中脑内侧丘系的外侧投射终止于背侧丘脑的腹后外侧核。这些纤维束即为脊髓丘脑束。

31. 传导头面部痛觉的三叉丘脑束(三叉丘系)的解剖学基础是什么?

三叉丘脑束的第一级神经元胞体在三叉神经节,中枢突经三叉神经感觉根入脑桥,痛觉纤维和部分温觉纤维入脑桥后下降形成三叉神经脊髓束,止于三叉神经脊束核。由此第二级神经元发出的纤维,越至对侧组成三叉丘脑束,伴随脊髓丘脑束上行,止于背侧丘脑腹后内侧核,由此第三级神经元发出的纤维,入丘脑皮质束,经内囊后脚投射到躯体感觉区,产生定位和性质明确的痛感觉。

32. 干预三叉神经脊髓束为何不影响本体感觉和触压觉？

三叉神经各支的感觉纤维传入中枢后,随感觉性质的不同而去向分离。其中本体感觉终止于中脑核,触压觉终止于脑桥核,而痛觉主要终止于三叉神经脊束核,且有一定的局部定位关系。这种不同感觉分离终止现象为临床治疗相应疾病提供了启示,如在延髓闩平面切断三叉神经脊束可治疗顽固性三叉神经痛,术后三叉神经分布区痛觉消失,但触觉与角膜反射不受影响。

33. 脊髓丘脑束和三叉丘脑束是躯体痛觉传入的唯一通路吗？

除了脊髓丘脑束和三叉丘脑束外,还有脊颈丘脑束、脊髓中脑束、脊髓网状束、脊髓下丘脑束、背柱突触后纤维束、脊髓臂旁杏仁束以及脊髓臂旁下丘脑束等。

34. 内脏运动神经能传导内脏痛觉吗？

有研究表明,内脏运动神经可能是其传入途径之一。经交感神经传入的神经元胞体位于 $T_1 \sim L_3$ 脊神经节。其周围突经脊神经、脊神经前支、交通支、交感干随交感神经的分支分布于相应的内脏器官及其血管等,中枢突髓脊神经后根进入脊髓相应的节段。经副交感神经传入的神经元的胞体位于舌咽神经、迷走神经的感觉神经节和 $S_2 \sim S_4$ 脊神经节内。周围突伴随脑神经和盆内脏神经中的副交感纤维分布于相应脏器,中枢突分别进入脑干和脊髓 $S_2 \sim S_4$ 节段。

35. 脊神经也能传递内脏痛吗？

有研究表明,某些内脏痛经相应脊神经传入。如心包、胆道的感觉传导可经膈神经传入中枢;胸、腹膜壁层的感觉传导可经胸神经、腰神经传入中枢;外生殖器的感觉传导则可循阴部神经传入中枢。它们的假单级神经元的胞体位于相应的脊神经节中。

36. 内脏痛觉传入的中枢路径可能有哪些？

主要有快痛和慢痛 2 条路径。快痛径路的一级神经元胞体在脊神经节内,中枢突经背根外侧部进入脊髓的背外侧束止于脊髓背角。二级纤维在双侧腹外侧索内与脊髓丘脑束相伴上行,止于丘脑腹后外侧核。三级纤维经内囊后脚投射到第 I 躯体感觉区和第 II 躯体感觉区,形成内脏快痛或锐痛的感觉。慢痛径路的一级神经元胞体也在脊神经节内,中枢突进入脊髓后可能在固有束内上行,投射到边缘叶,形成内脏慢痛或钝痛感觉,并作出相应的情感反应。

37. 伤害性刺激可引起原癌基因中细胞即刻早期基因的表达并可视吗？

　　原癌基因 proto-oncogene 是存在于人类细胞中固有的一类基因，参与细胞生长分化的调节，未被激活不具有致癌作用。原癌基因中的 *c-fos* 和 *c-jun* 是见于神经元的细胞即刻早期基因 cellular immediately early gene，其特点是，几乎任何伤害性刺激均可引起该基因在与之相关的神经元内即刻表达，表达的高峰一般在 0.5~2 小时。表达产物 Fos 和 Jun 是核内磷酸蛋白，仅位于细胞核内，可用特殊染色办法使之具有可视性。

38. 即刻早期基因的表达与伤害性刺激之间有何关联？

　　1987 年英国 Hunt 等人首次发现伤害性刺激引起大鼠 Fos 免疫阳性反应细胞主要集中在背角的 Aδ 和 C 纤维传入终止的 Ⅰ、Ⅱ 和 Ⅴ 层，而非伤害性传入终末的 Ⅱ、Ⅳ 层很少有标记细胞。此后许多实验进一步证实，多种伤害性刺激，如机械性（止血钳重夹皮肤）、化学性（芥子油、福尔马林、乙酸等），均可诱导 *c-fos* 或 *c-jun* 在背角、脑干、丘脑乃至整个中枢神经系统的表达，且表达的数量和刺激强度呈正相关。

39. 原癌基因中的细胞即刻早期基因（*c-fos* 和 *c-jun*）表达对评判痛觉传导和调制有何重要意义？

　　细胞即刻早期基因的表达产物 Fos 或 Jun 蛋白在神经元内的有和无，可作为参与伤害性反应神经元的标志物（相关性），而表达的多与少则被用来衡量伤害性信息的强度。疼痛刺激引起原癌基因 *c-fos* 在与痛觉传递和调制相关的神经元中表达的发现及其可视技术的建立，是疼痛研究的一个重要进展。不仅在方法学上增加了跨突触多级神经元通路研究的新手段，而且为研究痛觉的分子机制甚至不同程度的定量分析也提供了新途径。

40. 如何从日常生活体验中理解感受器具有痛觉调制能力？

　　感受器广泛分布于皮肤等外周组织中，尽管对痛觉的调制机制目前还完全清楚，但感受器具有调制作用在日常生活中是有体验的。各种物理或化学等刺激，如轻柔的抚摸按摩，合适的电刺激、针灸，皮肤敷贴缓释药物等，都可作用于体表感受器，从而缓解疼痛。反之，不适宜的刺激则可加剧疼痛。

41. 哪些信息物质参与了感受器的痛觉调制?

在外周组织中存在大量的致痛因子或调制因子,它们可以是受损的神经细胞或神经末梢释放的物质,如海人藻酸(Kainic acid,KA)、γ-氨基丁酸(γ-aminobutyrate,GABA)、5-羟色胺(5-Hydroxytryptamine,5-HT)、腺苷三磷酸(adenosine triphosphate,ATP)、P物质(Substance P,SP)、乙酰胆碱(acetylcholine,Ach)等,也可是由非神经细胞释放的物质,如缓激肽及其受体、前列腺素、组胺、H^+、肿瘤坏死因子、神经营养因子等。当组织受到损伤或潜在损伤而释放这些物质时,则可激活相应的感受器,从而加重或减轻疼痛。

42. 感受器的调制主要体现在哪几个方面?

(1)换能作用。感受器能将各种刺激能量转化为具有电能性质的神经冲动;

(2)需要适宜刺激。不同的刺激只能激活其相应的感受器,且刺激需要一定的强度、频率、时程或量;

(3)初步编码。感受器对刺激的质和量以及其他属性已具初步编码能力;

(4)适应现象。各类感受器都具有适应现象,反复相同刺激可致感受器耐受。即久入香兰之室,久而不闻其香。

43. 背根节神经元参与痛觉调制的物质基础是什么?

背根神经节(dorsal root ganglia,DRG)神经元仅具感觉传入功能,几乎存在所有的离子通道,如 Na^+,K^+,Ca^{2+},Cl^- 等;与痛相关神经递质、神经调质、受体,如 P 物质及其受体、阿片肽及其受体、γ氨基丁酸及其受体等。作为信息感觉和换能起源地,DRG 神经元上的这些结构与物质不仅具有痛觉的传递功能,并能对外周伤害性末梢的兴奋性加以控制,对痛信号起放大、减弱等精细的微调作用,并对信号初步鉴别、分类甚至适当的调制显然是有意义的。

44. 脊髓痛觉调制的关键部位在哪里?

脊髓是伤害性信息传入的第一站,而脊髓胶质区(即第Ⅱ板层)则是痛觉初级调制的最关键部位。应用神经追踪技术结合电生理机能鉴定,现已明确了伤害性感觉初级传入在脊髓板层的投射分布,它们由背根经背外侧束进入背角,其中 Aδ 纤维终止于第Ⅰ、Ⅴ、Ⅹ板层,C 纤维主要终止于胶质区(第Ⅱ板层),并与胶质区的中间神经元、投射神经元和脑干下行纤维形成局部神经网络。

45. A 和 C 传入纤维在痛觉调制中各有何作用？

　　A 和 C 传入纤维均可激活投射神经元的活动，而对胶质区中间神经元的作用相反，A 传入纤维兴奋其活动，C 传入纤维则抑制其活动。研究证明胶质区神经元与 C 传入纤维、投射纤维以及其他中间神经元存在明确的突触联系。这些突触联系、递质和受体的存在，成为脊髓胶质区对痛觉调制的形态和物质基础。通过突触前抑制、前馈抑制和对上行投射神经元的突触后抑制，减少或阻碍伤害性信息向中枢的传递，使疼痛得以缓解。

46. 脊髓背角神经元在痛觉传导中有何作用？

　　脊髓背角的神经元在解剖学上，主要有 2 种：①投射神经元，胞体位于脊髓背角，发出较长的突起，上行投射到脑干、背侧丘脑等皮层下中枢，一方面把信息传递到更高级中枢的神经元，另一方面也参与痛觉的调制。②中间神经元，也叫联络神经元。胞体位于脊髓背角局部，以胞体或较短的突起将信息中继给其他神经元如投射神经元、其他中间神经元和前角运动神经元等，以构成局部信息传递与调制环路。

47. 中枢神经系统的胶质细胞在痛觉传导与调制中扮演什么角色？

　　在中枢神经系统，胶质细胞的数量是神经元的 10 倍以上。神经元与胶质细胞存在双向信息传递过程，神经胶质细胞具有调节突触形成和控制突触传递的效能。胶质细胞被动地对神经元起到支持与营养作用，而是主动参与神经元的信息加工。胶质细胞膜上除分布 K^+、Na^+、Ca^{2+}、Cl^- 等离子通道外，也表达多种神经递质、神经调质的受体和转运体。研究表明，胶质细胞在痛觉调制中发挥重要作用特别是在疼痛恶化过程中扮演重要角色。

48. 有何证据表明 γ 氨基丁酸参与了脊髓痛觉调制？

　　免疫细胞化学和电镜研究证明，在背角胶质区内层的大多数岛细胞均含有 γ 氨基丁酸，它们的轴突和含囊泡的树突与 C 纤维末梢形成轴突-轴突型和树突-轴突型突触关系。这些突触主要为突触前抑制性突触结构。这种突触结构的存在，强烈提示 GABA 能神经元参与了对伤害性信息传递的突触前调制。在脊髓背角胶质区还有大量脑啡肽能和强啡肽能中间神经元及阿片受体存在，并与伤害性传入 C 纤维的分布高峰重叠。

49. 如何知道阿片肽参与痛觉调制的?

1975 年终于在脑内发现了内源性阿片肽,从此揭开了阿片肽作为痛觉信息加工递质研究的新纪元。特别是 1992 年成功克隆阿片 μ、δ、κ 受体,对其在痛觉信息调制中作用的认识,开始步入到分子水平。电镜观察表明,阿片肽能神经元在胶质区内与 I 和 V 板层的脊丘束神经元树突有大量轴-树突触联系,提示阿片肽能神经元参与了背角痛信息的调制。这种调制作用既有突触前机制,也有突触后机制。

50. 疼痛"闸门控制学说"的解剖学原理是什么?

1965 年,加拿大 Melzack 和 Wall 共同提出了解释脊髓痛觉传递和调制机理的"闸门控制学说"。他们认为,参与节段性调制的神经网络主要由初级传入 A 和 C 纤维、背角投射神经元(T)和胶质区抑制性中间神经元(SG)组成。A 和 C 纤维均可激活 T 细胞的活动,而对 SG 细胞的作用相反,最后是否产生疼痛,取决于 A(粗)和 C(细)初级传入冲动在 T 细胞上相互作用的最终平衡状态。

51. "闸门控制学说"解释疼痛缓解的解剖基础是什么?

A 传入兴奋 SG 细胞,C 传入抑制 SG 细胞。因此,损伤引起 C 纤维紧张性活动,压抑抑制性 SG 细胞的活动,使"闸门"打开,C 传入冲动大量进入脊髓背角,从而致痛。当诸如轻揉皮肤等刺激兴奋 A 纤维传入时,SG 细胞兴奋,关闭"闸门",抑制 T 细胞活动,减少或阻抑伤害性信息向中枢的传递,从而使疼痛缓解。

52. "闸门控制学说"是脊髓痛觉调制的最好解释吗?

随着疼痛特异性环路和物质的不断发现,对闸门学说所解释的痛觉调制机制也不断提出了挑战。尽管其创立人 Melzack 等对闸门学说作了 2 次修改,既强调了突触前抑制和突触后抑制在脊髓痛觉信息传递调制机制中的重要作用,同时还补充了心理因素、更高级中枢的下行抑制系统对脊髓痛觉信息的调制,这些改动无疑有利于对更多的疼痛现象的解释。但由于疼痛研究始终处于动态变化之中,因此人们并不认为闸门学说是疼痛机制的最好或最终解释。

53. 我国学者在内源性痛觉调制研究中重大贡献是什么?

20 世纪 60 年代,在痛与镇痛研究领域,有个轰动世界的重大发现:我国学者邹刚和张昌绍首先发现微量吗啡注入家兔第三脑室周围灰质可产生持久的镇痛作用。能对清醒动物进行剖腹探查而无疼痛表现。这一研究提示大脑内部可能存在着某种镇痛结构。由此,国际上掀起了一股在脑内寻找"镇痛结构"的热潮。1975年,英国人 Hughes 和 Kosterlitz 发现了脑内的内源性阿片肽,于是有人提出了内源性痛觉调制系统的概念。

54. 内源性痛觉下行抑制系统的解剖基础是什么?

中枢神经系统内有一个以脑干中线结构为中心直至脊髓背角,由脑内许多神经核团参与能抑制痛觉、减轻疼痛的神经网络系统,即内源性痛觉下行抑制系统。主要包括中脑导水管周围灰质,脑干中缝核群的中缝背核、中缝大核及邻近的网状结构,脑桥背外侧网状结构的蓝斑核等,这些核群彼此联系,以较长的轴突经脊髓背外侧束直接下行至脊髓背角,与背角抑制性神经元构成突触联系,抑制外源性的痛信息传入,从而减轻疼痛。

55. 内源性痛觉下行易化系统的解剖基础是什么?

研究资料表明,在脑干内还可能存在一个与下行抑制系统作用相反的痛觉下行易化系统。人们在研究下行抑制系统时发现,以大小不同的电流量刺激脑干中某些核团,如中脑导水管周围灰质和延髓头端腹内侧区会引起完全相反的作用。特别是激活延髓头端腹内侧区对痛觉具有双向调节作用(抑制与易化),其原因可能是该区具有多种类型神经元,它们在痛觉下行调制中具有截然相反的作用。此外,前扣带皮质、延髓网状背侧核等也是易化系统的重要结构。

56. 脑干中较为明确的参与痛觉调制的物质基础有哪些?

下行调制系统中含有多种经典递质和神经肽。给予这些物质及其受体的激动剂,可以产生明显的镇痛作用,而给予受体拮抗剂则减弱镇痛。研究证实,参与下行抑制的经典递质和神经肽主要有:中脑导水管周围灰质的 P 物质、血管活性肠肽、脑啡肽和 γ 氨基丁酸等;在中缝大核的脑啡肽、P 物质、生长抑素和 5−羟色胺等;蓝斑核的去甲肾上腺素、神经肽 Y、甘丙肽等,其中有些物质可以共存于同一神经元。

57. 参与痛觉调制的阿片肽主要分布在哪里?

脑啡肽和强啡肽在痛觉调制相关的结构如下丘脑、中脑导水管周围灰质,中缝核群和脊髓背角的Ⅰ、Ⅱ、Ⅴ、Ⅸ板层中大量分布,但两者的分布并不完全重叠,其中下丘脑中内啡肽能神经纤维可沿第三脑室壁终止于中脑导水管周围灰质和蓝斑核。

58. 参与痛觉调制的主要物质 5‐羟色胺在脑干中哪些部位分布？

中脑导水管周围灰质和延髓头端腹内侧区恒定存在大量的 5‐羟色胺能神经元，它们可直接下行至脊髓背角，既与脊髓丘脑束神经元有单突触联系，还可通过背角脑啡肽能中间神经元介导与脊髓丘脑束神经元建立起多突触联系。它们多以突触前抑制的方式直接抑制脊髓丘脑束神经元的活动。5‐羟色胺同样参与下行易化系统，在病理状态下 5‐羟色胺 3 亚型参与痛觉过敏的产生。可见 5‐羟色胺在抑制与易化过程起到双向作用，机体的最终反应取决于它们作用的平衡。

59. 去甲肾上腺素在脑干痛觉调制中地位如何？

去甲肾上腺素神经元可见于蓝斑核、外侧臂旁核等部位。它们可直接终止脊髓背角的Ⅰ、Ⅱ、Ⅴ板层，中脑导水管周围灰质也接受去甲肾上腺素能神经纤维的支配。外源性去甲肾上腺素及其激动剂可直接作用于脊髓，通过 α_2 受体可选择性抑制背角伤害性神经元的反应，并抑制动物的痛行为反射。研究证实，5‐羟色胺和去甲肾上腺素对脊髓伤害性信息传递的调制是相互依赖的，缺少去甲肾上腺素，则 5‐羟色胺难以发挥其脑干痛觉调制功能，即 5‐羟色胺介导的痛觉传递和调制有赖于去甲肾上腺素系统的完整。

60. 间脑在痛觉调制中有何重要作用？

传递痛觉的脊髓丘系、三叉丘系的纤维终止于背侧丘脑的相应核团。丘脑外侧核群神经元的反应具有躯体定位投射关系，神经元放电的频率和时程与刺激强度变化成正比，能定量反映外界刺激，具有痛觉分辨的功能。而丘脑板内核群神经元对外周刺激缺乏明确的躯体投射关系，感受野大，反应阈值也高。它们可能主要行使痛觉情绪反应功能。可见背侧丘脑在痛觉的中枢整合上占有重要地位。

61. 边缘系统和基底神经节在痛觉调制有何作用？

边缘系统和基底神经节在形成痛觉反应过程中作用是不可缺少的重要结构。除对机体的感觉、运动和内环境稳定等各种生理功能起着调节作用，还参与中枢调整活动，使机体更易对复杂多变的环境做出正确的、有利于自身生存的反应。目前对边缘系统和基底神经节参与痛觉调制的机制尚不清楚。

62. 刺激海马、杏仁核痛觉感受有何变化？

海马是边缘系统中最显著的一个结构。单侧或双侧刺激海马背部，均可提高痛阈,并引起海马 θ 节律(或称节律性慢节律活动,4～7 次/秒)增多。在一定范围内,刺激越强,θ 节律活动也越显著,同时可强烈抑制丘脑板内核群的放电。此外,海马与脑干的上行激活系统有联系,参与维持觉醒状态。

刺激杏仁核可提高痛阈,特别对刺激内脏大神经所致的丘脑后核放电有抑制作用。

63. 刺激扣带回、尾状核痛觉有何变化?

扣带回切除术能改变痛觉的情绪和情感成分。刺激扣带回前部能提高痛阈,而刺激扣带回后部有时痛阈下降。实验研究表明,刺激尾状核前区可明显提高痛阈,而刺激中心区则降低痛阈。临床观察证实,刺激疼痛患者尾状核前区可使疼痛明显缓解,对晚期癌症患者,用此法可得到满意的效果。

64. 急性痛、慢性痛刺激激活的脑区一致吗?

研究表明,实验性急性痛可激活对侧前扣带回、脑岛、大脑体感区(SI、SII)、前额皮层、丘脑和小脑,提示对侧某些脑区参与急性痛的中枢信息加工。但在神经病理性疼痛情况下,不仅激活的脑区不同,而且常常呈双侧性。这些结果提示参与急性痛、慢性痛传导与调制的皮层结构不同,特别是病理性疼痛的传导、调制与整合更复杂一些,往往有边缘系统的皮质参加。

65. 大脑皮质是痛觉调制的最高级中枢吗?

知觉是感觉整合的最高级中枢,是大脑皮质的独有功能,痛觉作为一类感觉,其冲动必然要到达大脑皮质进行信息加工,最终上升到意识。目前已公认大脑皮质中央后回和旁中央小叶的后部为接受躯体感觉的主要区域。在人的皮质诱发电位实验中,实验性损伤刺激使受试者产生疼痛时,在皮质感觉区可记录到长潜伏期的慢波反应,并可被镇痛药所抑制,为大脑皮质参与疼痛调制提供了证据。

66. "按钮-绳子-闹钟"与疼痛"特异性学说"有何关系?

1664 年,德斯卡斯(Dethkarz)设想:在人的皮肤上可能有一个启动装置(按钮),而大脑里则有一个类似"闹钟"的结构,两者之间还有一条"绳子"将它们联系起来。当人们触发了皮肤上的按钮时,就抖动了连于皮肤与大脑之间的绳子并在刹那间敲响了位于脑内的闹钟,从而激发疼痛。1858 年莫里茨(Moritz)提出了疼痛的特异性学说:当伤害性刺激触动皮肤感受器,神经冲动会沿着一条专门而特殊的路径进入大脑从而在大脑形成疼痛的感受。

67. 疼痛"特异性学说"的解剖学基础是什么？

Blix 等首先在皮肤上发现了"感觉点"的存在，而 Von Frey 则进一步明确了感觉点的阈值，并做出触、冷、热、痛点分布在皮肤不同区域的经典模型。1906 年，Sherrington 首次提出了伤害性感受器"nociceptor"的概念。特异性学说的基本点是：每种躯体感觉都存在到达大脑的特异性通路。当伤害性刺激作用于伤害性感受器，通过特定感觉纤维沿着特定通路投射到脊髓或脑的更高级的疼痛中枢从而引起疼痛。疼痛有一条从皮肤到脑的特异的直达通路。

68. 疼痛强度学说为何退出历史舞台？

1874 年德国神经病理学家 Wilhelm Erb 首次提出疼痛的强度学说。该学说认为不存在针对低阈值或高阈值的特异性感受器，而当作用在非特异性感受器上的刺激增加或累积到一定水平时即可导致疼痛。Alfred Glodscheider 通过神经电生理模型也描述了这种总和效应，即重复阈下或阈上刺激累积成超强刺激可诱发疼痛。随着外周特异性感受器的发现，强度学说目前已退出历史舞台。

69. 疼痛的模式学说为何销声匿迹？

1955 年，Sinclair 和 Weddell 根据心理学家提示首次提出了"模式学说"。该学说认为，痛觉无特殊感受器，之所以造成疼痛是因为非特异性感受器受到超强或病理性刺激后，激活不同模式的神经冲动，最终在大脑整合为疼痛。由于该学说否认特异性感受器的存在，同样随着外周特异性感受器的发现而销声匿迹。

70. 闸门控制学说与特异性学说孰优孰劣？

闸门控制学说近年来得到不断的补充与发展，其内涵远远超出原来的基本点。由于闸门控制学说的理论基础简单明了，所以迄今一直广泛作为基础研究和临床治疗的理论依据。但必须指出的是，"闸门控制学说"也存在一定局限：一是把复杂的疼痛机制描述得过于简单；二是在形态学上尚未得到明确的证据。随着疼痛的特异性结构、特异性传导通路、特异性物质基础的不断发现和证实，疼痛特异性学说将来或许有可能取代闸门控制学说。

71. 根据神经元的活跃程度和伤害性感受,背角神经元还有哪些分类?

　　有学者将背角神经元根据其活跃程度描述为寂静神经元和广动神经元。也有学者根据背角神经元接受信息的性质将其分为伤害性感受神经元和非伤害性感受神经元,顾名思义,前者接受伤害性信息,后者接受非伤害性信息。在此种分类中,也有学者增加了一种既能感受伤害性也能感受非伤害性信息,二者兼而有之的一类神经元。

72. 神经病理性疼痛"紧发条"现象的细胞学基础是什么?

　　上述两种分类对神经病理性疼痛为何会发生越来越严重疼痛的"紧发条"现象是非常有帮助的,即在神经病理性疼痛情况下,除了广动神经元、伤害性感受神经元和寂静/广动,以及伤害/非伤害性感受等具有双重功能的神经元参与疼痛的发生发展之外,一些原本参与病理性疼痛活动的寂静或非伤害性感受神经元也因为受到株连,犹如"紧发条"一样,越来越加强了疼痛的反应。

73. 损伤局部的致痛物质增多与疼痛慢化有何关系?

　　外周组织的损伤或潜在损伤,局部致痛物质释放量的增加,是疼痛发生的始动因素。致痛物质的来源复杂,目前认为主要包括:受损细胞破裂释放出的一些物质,受损血管的渗出物,以及受损感受器自身释放出的某些致痛物质。研究表明,及时处理或干预损伤局部致痛物质的释放即可减轻或去除疼痛。也从另一侧面说明损伤局部致痛物质释放量的积累与增加是疼痛持续化与慢化的初始或开启的必要条件。

74. 不刺激伤害性感受器也会放电吗?

　　正常情况下,神经末梢的跨膜离子通道在组成、构架和分布等方面性能稳定,不刺激,不放电。而在组织损伤条件下,离子通道的密度、开放特性、兴奋模式、传导频度等都发生了改变。不刺激,也放电,且异位放电。

75. 局部损伤因素与伤害性感受器的持续兴奋有何关系?

　　大量研究证实,损伤局部的各种致痛因素,如热、冷、酸、伤害性物质包括前炎性介质如肿瘤坏死因子 α、白介素-1β、白介素-6、白介素-8 和炎性介质如前列腺素、白细胞三烯、5-羟色胺等,如不及时处理不仅会引起炎症反应,还可直接作用于伤害性感受器,使其兴奋性增强,其标志是传入纤维的动作电位,即神经冲动增加,传入信号不断增多。伤害性感受器的持续兴奋,使神经病理性疼痛得以持续化从而日益慢化。

76. 背根节中邻近神经元能交互诱发放电功能吗?

在背根节神经元中 Aδ 神经元可接受或传导快痛,而 C 神经元则接受或传导慢痛。一般认为相邻神经元具有通过非突触作用交互诱发放电的功能。但在正常情况下,由于神经纤维髓鞘完整相互绝缘,故彼此影响很小。而当组织损伤时,不断增加的致痛物质的持续刺激,感受器和传入纤维持续冲动以及因损伤造成的绝缘作用减弱(如脱鞘、神经瘤等)使得去极化电位扩散到邻近静息电位的神经元,进而诱发临近神经元的放电,并形成反复发放的环路。

77. 背根神经元上分布的跨膜离子通道与疼痛慢化和持续化有何关系?

背根神经元上分布着大量钾、钠、钙等跨膜离子通道,在众多伤害性刺激信号的持续影响下,离子通道的密度、开放特性、兴奋模式等都发生了改变,全细胞钾、钠等电流信号始终处于高频状态,促使整个脊髓背角神经元处于高兴奋状态。伤害性感受器兴奋性增强,异位放电活动的加强,以及神经元相互非突触影响作用的增强,可以使背根神经元持续超兴奋,即持续产生动作电位。从而使疼痛慢化和持续化。

78. 背根传入纤维的逆向轴索反射对疼痛慢化有何影响?

研究发现,外周损伤导致的脊髓前结构的持续进行性自发放电增强,可致脊髓伤害性神经元持续兴奋或脊髓其他神经元处于高兴奋状态。此过程一方面导致局部神经肽和兴奋性氨基酸等物质的释放增多,促进血管扩张与渗出,加剧局部组织的神经源性炎症反应。另一方面兴奋性氨基酸,通过作用于外周神经末梢上的 N-甲基-D-天冬氨酸/非 N-甲基-D-天冬氨酸以及自然杀伤细胞(natural killer cell,NK)受体恶化伤害性刺激反应,加剧疼痛持续化与慢化的病理过程。

79. 持续疼痛会引起交感神经的芽生与活性增强吗?

在正常情况下,交感节后神经纤维多攀附血管随其分支分布,但当外周组织损伤时,不仅可引起受损局部交感神经的活化。用电镜观测到,交感神经末梢可与背根神经元之间呈现形似突触的间接或直接对合关系,且在损伤邻近未损伤的神经节也见有长芽现象。在培养的交感神经元施加神经生长因子和白细胞抑制因子,结果发现可诱发交感神经长芽。许多研究提示，交感神经芽生与活性增强助推受损感觉神经元的兴奋作用。

80. 去甲肾上腺素会引起疼痛吗？

在正常情况下，交感神经递质肾上腺素或去甲肾上腺素注入皮下并不引起疼痛，但在受损局部外源性施加交感神经递质肾上腺素或去甲肾上腺素可以致痛。提示在损伤状态下，交感神经可能参与了疼痛的敏化过程。全身或局部应用酚妥拉明，能阻断自发或去甲肾上腺素诱发的放电，并可抑制痛觉过敏。进一步证实交感神经参与疼痛敏化作用主要通过 α_2 受体介导。

81. 伤害性传入纤维在背角终止部位为什么会发生变化？

正常生理情况下，Aβ 纤维末梢主要终止在脊髓背角的第Ⅲ、第Ⅳ板层，传递低阈值的触、压觉等；Aδ 纤维末梢多终止于第Ⅰ、第Ⅲ板层，传递快痛信息；而 C 类纤维只终止于Ⅱ板层，即胶质区，主要传递慢痛。但在炎症或神经损伤所致慢性痛状态下，Aβ 纤维也可芽生其末梢并伸到第Ⅰ、第Ⅱ板层，与此处的痛敏神经元形成异常的突触联系，突触的数量也发生了很大变化。这有对部分解释痛觉超敏/触诱发痛（Allodynia）的形成是很有帮助的。

82. 慢性或神经病理性疼痛时背角神经元为什么会被广泛激活？

背角神经元可分 3 类：即特异性伤害感受型神经元，专门接受某些特异性的伤害性信息；非特异性伤害感受型神经元可接受各类伤害性信息；非伤害感受型神经元，主要接受非伤害性信息。实际上伤害刺激往往是多种伤害甚至是非伤害性刺激的复合。脊髓背角伤害性神经元的持续去极化，产生兴奋性突触后电位，也会引起其他神经元的共同兴奋，并产生敏感化即长时程增强效应。脊髓背角神经元的广泛激活降低痛阈，加剧疼痛。

83. 背角抑制性神经元的凋亡为什么促进疼痛慢化？

脊髓背角抑制性中间神经元主要是指位于背角Ⅰ～Ⅲ层的 γ-氨基丁酸（γ-aminobutyric acid, GABA）能神经元。脊髓背角 GABA 能神经元中间神经元以突触前抑制的方式，减少伤害性信息的内传，从而减轻疼痛。在外周损伤时，背角抑制性神经元可出现跨突触的兴奋性改变，甚至发生凋亡或死亡，活性降低，抑制痛觉内传的功能减弱，从而促进疼痛慢化。

84. 背角胶质细胞的增生及其活性增强对疼痛慢化有何意义？

在胶质细胞上，发现辣椒素受体、特异性的三磷酸腺苷受体亚型 P_2X_4、与痛相关的 MAP(ERK)家族，损伤和炎症时，胶质细胞炎症原因子合成释放增加，外源性药物抑制胶质细胞功能活动，可阻止疼痛敏化脊髓长时程增强，吗啡镇痛耐受形成时，胶质细胞肥大。胶质细胞被激活后可在脊髓释放大量的炎性因子，如白介素-1β、白介素-6、肿瘤坏死因子α等。这些化学物质可反过来作用于伤害性神经元使其兴奋性进一步增强，作用于突触前初级纤维，从而恶化中枢敏化过程。

85. 脑干内源性痛觉下行调制系统功能紊乱与疼痛慢化有何关系？

脑干内源性痛觉下行抑制系统功能削弱可易化背角神经元的敏化状态，这可能是慢化与持续的另一重要因素。资料表明，背角下行 5-羟色胺能传入具有伤害和抗伤害双重作用，如果 5-羟色胺的伤害性作用增强即可易化中枢敏化状态。背角下行去甲肾上腺素能传入，一方面通过作用于 α_2 受体而产生抗伤害作用；另外一方面，通过 α_1 受体激活磷脂酶 C 而使背角伤害性神经元兴奋。

86. 边缘系统等的功能紊乱对疼痛慢化有何影响？

尽管边缘系统一些结构并非痛觉传递通路的主要驿站，但整个系统在形成痛觉反应过程中作用是不可忽视的。目前认为边缘系统除对机体的感觉、运动和内环境稳定等各种生理功能起着调节作用，还参与中枢调整活动，使机体更易对复杂多变的环境做出正确的、有利于自身生存的反应。其中海马、杏仁核、扣带回、基底神经节中的尾状核等都在疼痛的传导与调制中发挥重要作用。

87. 何谓脑-脑脊液神经体液调节环路？

早在 1988 年，朱长庚等基于脑脊液中不仅存在神经细胞、神经纤维，而且含有多种神经递质、神经激素或神经调制物的事实，推测在脑组织与脑脊液之间可能存在信息交流的网络。鉴于该网络与传统的神经-神经调节具有本质的区别，因此第一次提出了脑-脑脊液神经体液调节环路的概念。

88. 脑-脑脊液神经体液调节环路的解剖基础是什么？

接触脑脊液神经元，目前认为是脑-脑脊液环路中最为重要的细胞学基础。主要包括两类：近位触液神经元和远位触液神经元。前者的胞体位于或邻近脑室壁，多不能远距离传达脑-脑脊液信息。而远位触液神经元的胞体位于脑实质中，以突起伸入脑室系统的脑脊液。特别是在中脑与脑桥腹侧交界处的灰质中恒定存接触脑脊液神经核,简称触液核。触液核中的触液神经元是真正的脑-脑脊液信息传递的特殊神经结构。

89. 大分子物质为什么不能直接进入脑组织?

事实上参与疼痛慢化外周神经与中枢的脊髓和脑都浸泡在脑脊液中,临床上蛛网膜下隙的"腰麻"镇痛也正是通过脑脊液途径实现的。然而神经解剖学研究表明,脑-脑脊液之间存在着脑脊液-脑屏障,脑与脑脊液是彼此分开的。某些研究也反复证明,一些大分子物质是无法通过屏障直接作用于脑组织的。

90. 脑屏障存在的情况下,脑-脑脊液是如何传递信息的?

目前已知的 31 对脊神经和第 12 对脑神经把中枢与躯体、内脏等实质性器官联系起来,而位于脑实质的"触液核"则把中枢与体液(脑脊液、血液等)联系起来。这对揭示机体生命活动的整体性是非常有意义的。由于"触液核"(胞体位于脑实质,突起伸在脑脊液)是能突破脑脊液-脑屏障,将脑组织与体液(脑脊液、血液)联系起来的枢纽性神经结构,具备沟通神经-体液调制的桥梁作用。

91. 全麻药物会对整个中枢神经系统都产生一样的影响吗?

一些基础研究提示,大多吸入麻醉药对不同年龄段的动物都可通过不同的机制对神经元的功能产生广泛而多样的影响。但在脑区的麻醉药物并不是均匀分布的,这在徐礼鲜(1999)、卢静(2004)等的研究中得以证实。尽管许多麻醉药物实际上就是神经递质、受体、离子通道的激动剂或抑制剂。但短时间使用,不至于造成神经元的普遍损害,甚至具有某种保护作用。

92. 不同局部麻醉药对神经细胞的影响一样吗?

有研究比较了用六种局部麻醉药(丁哌卡因、罗哌卡因、甲哌卡因、利多卡因普鲁卡因和氯普鲁卡因)处理 10min 对人类细胞活性的影响。结果表明各局部麻醉药对细胞活性的影响呈现浓度依赖特性,依据半数细胞致死浓度各局部麻醉药强度为:丁哌卡因>罗哌卡因>氯普鲁卡因>利多卡因>甲哌卡因≥普鲁卡因。

93. 兴奋性氨基酸具有神经毒性作用吗?

研究表明,兴奋性氨基酸在缺氧、缺血、脑外伤和持续癫痫所导致的急性神经元损伤中起关键性作用。在这些病变中,神经元兴奋性氨基酸释放增加,重摄取减少以及死亡细胞中兴奋性氨基酸的大量溢出而引起细胞外兴奋性氨基酸浓度大幅度增加。兴奋性氨基酸通过 N-甲基-D-天冬氨酸受体导致细胞变性死亡。在正常情况下,细胞外兴奋性氨基酸的浓度受神经元和胶质细胞的高摄取系统所控制,故不会导致细胞中毒而变性死亡。

94. 兴奋性氨基酸在疼痛调制中有何作用?

兴奋性氨基酸是以谷氨酸和天冬氨酸为代表的兴奋性神经传导的神经递质,通过相应的受体参与体内各种信号传递和神经元兴奋性的调节。兴奋性氨基酸是脊髓疼痛传导的重要神经传递物质,在中枢神经系统中发挥多种作用。

95. 鞘内给予 N-甲基-D-天冬氨酸(N-methyl-D-aspartate, NMDA)受体激动剂对伤害性行为有何影响?

动物实验显示鞘内给予 NMDA 受体激动剂可诱发自主伤害性行为和痛觉过敏。外周应用 NMDA 受体激动剂可致机械痛觉过敏和自发痛。NMDA 受体拮抗剂能够削弱经皮应用芥末油引起的屈肌反射。NMDA 受体拮抗作用可以抑制慢性疼痛。鞘内、口服或是脑内应用 NMDA 受体拮抗剂可以抑制热痛和机械痛;NMDA 受体拮抗剂抑制神经损伤大鼠的机械痛以及阻止大鼠的自残行为。这些数据都充分说明了 NMDA 受体拮抗剂在慢性疼痛综合征的治疗中十分重要。

96. γ 氨基丁酸(γ-aminobutyric acid, GABA)与疼痛有何关系?

给动物脑室注射 GABA 或 Baclofen(GABAB 类似药)可产生镇痛作用;GABA 降解酶 GABAT 抑制剂氨氧乙酸也有镇痛作用。有研究表明,GABA 有对抗吗啡镇痛的作用。但也有资料指出脑内 GABA 能系统增强吗啡的镇痛的作用,应用氨氧乙酸提高小鼠脑内 GABA 含量,可增强吗啡镇痛作用;给小鼠静脉注射 GABA 受体激动剂 muscinol(0.15mg/kg)也增强吗啡镇痛。结果不一的原因可能与脑内 GABA 能系统的复杂性、动物种属和实验条件有关。在针刺镇痛实验中显示,提高脑内 GABA 含量针刺镇痛效应减弱。

97. 常见手术与麻醉药物神经反射的解剖学基础是什么?

手术操作和麻醉药及麻醉中的用药等能刺激、兴奋或抑制内脏感受器,通过内脏神经反射,引起心跳、血管舒缩及呼吸的变化,表现为血压、心率和呼吸频率的改变,严重者甚至出现心搏骤停及呼吸暂停,这种现象称之为手术与麻醉药物的神经反射。由于神经反射的径路往往极为复杂,很多反射的径路至今尚难认识清楚。一般认为,麻醉和手术中的这些常见反射的中枢部位,大多与脑干的网状结构有关。

98. 脑干网状结构的结构特点如何?

脑干网状结构位于脑干中央区,是脑干内边界明显的灰质与白质以外的神经胞体与神经纤维混杂分布的部分。其组织特点是神经纤维纵横穿行,交织成网,大小不等、形态各异的神经细胞位居其间。

99. 局部轴突反射的解剖学基础是什么?

周围神经中一根纤维受到刺激,冲动经该纤维及其分支传至附近区域,引起局部反应,称为轴突反射。它不涉及神经元胞体,也不通过中枢神经。因此,这种反射不是通常意义的反射,而是只涉及单根纤维及其分支的微小局部回路反应。例如皮肤受到温热刺激,引起局部血管扩张,即属轴突反射,疼痛及炎症的局部反应也与轴突反射有关。

100. 脑干网状结构在手术与麻醉药物反射中发挥何种作用?

手术及麻醉的不适宜刺激激活感受器,经传入神经传入中枢,通过上行纤维传至大脑皮质引起特定的感觉,其侧支还与脑干网状结构发生联系。一方面网状结构内的机能核团整合信息,另一方面又通过网状脊髓束发散到中枢各部,与脊髓前角的躯体运动神经元、侧角和骶副交感核的内脏运动神经元发生联系,并通过其传出纤维,连于相应的效应器,从而引起反射的效应。因此,脑干网状结构在各种反射过程中起到了会聚、分散的中枢调控作用。

101. 何为压力感受器反射?

当血压升高时,刺激位于颈动脉窦与主动脉弓的压力感受器,反射性地引起心率减慢、血压下降,甚至还可能出现呼吸抑制等现象。而当血压下降时,则反射性引起心率增快、血压回升和呼吸兴奋。这种由于刺激颈动脉窦与主动脉弓压力感受器而引起的血压上升或下降、心率加快或减慢的反射分别称为颈动脉窦反射和主动脉弓反射,统称压力感受器反射。

102. 浅麻醉状态下为何会发生压力感受器反射?

在浅麻醉状态下,不适宜的手术牵拉或压迫等,使颈动脉窦或主动脉弓的压力感受器受到刺激,可引起压力感受器反射。患者往往出现血压骤降、脉搏变慢、心律不齐或心搏骤停,甚至呼吸变浅或暂停,有时还出现抽搐等征,尤其是在洋地黄化的患者表现更为明显,因此在麻醉和手术时应注意防止这一现象的发生。

103. 压力感受器反射的反射弧涉及哪些结构?

压力感受器反射的反射弧包括五个基本环节,其感受器是位于颈动脉窦壁内和主动脉弓外膜下的压力感受器。传入神经是颈动脉窦处的舌咽神经颈动脉窦支,主动脉弓处的迷走神经心支,终止于延髓。通过网状脊髓束与脊髓侧角和前角再发生联系,最后由迷走神经背核发出的迷走神经、脊髓侧角发出的交感神经、脊髓前角发出的肋间神经和膈神经等构成其传出神经,分别支配心、血管和呼吸肌等效应器,从而引起血压、心率以及呼吸的改变。

104. 何谓腹腔神经丛反射?

在浅麻醉下手术操作牵拉腹腔脏器(如肠管、胆囊、胃等)或手术台腰桥过度升高,均可反射性引起呼吸暂停,随后呼吸增快并加深,同时血压下降、脉压变窄、心率减慢,严重时还可出现心搏骤停。这一反射因其涉及腹腔神经丛故临床上称为腹腔神经丛反射。

105. 腹腔神经丛反射的解剖学基础是什么?

腹腔神经丛反射的感受器是位于腹腔脏器的牵张感受器,传入神经是腹腔丛中的迷走神经和交感神经。随迷走神经传入者入延髓孤束核,随交感神经传入者入脊髓。它们进一步分别传至脑干网状结构中的心-血管中枢、呼吸中枢和迷走神经背核等。此后的神经联系、传出神经、效应器与压力感受器的反射弧基本相同。

106. 盆腔神经反射及其解剖学基础是什么?

浅麻醉时牵拉盆腔脏器、手术中膀胱尿潴留过多都可引起心动过缓、血压下降、呼吸暂停等反应,临床上称为盆腔神经反射。盆腔神经反射的感受器为位于盆腔脏器的牵张感受器,其传入神经为盆腔内的植物性神经。其中由副交感神经传入者入骶髓,由交感神经传入者入下胸髓和上腰髓。这些传入神经进入脊髓,经上行传导束也传至脑干网状结构的相应部位,其后的神经联系、传出神经和效应器基本与腹腔神经丛反射相同。

107. 眼-心反射及其解剖学基础是什么？

眼和眶组织受到压力或牵张时，引起心率减慢和心律异常，伴有胸闷不适等异常症候群，称为眼心反射。这一反射始于眼内的感觉神经末梢（感受器），经三叉神经的眼神经（传入神经）传入脑干（中枢），止于三叉神经感觉核，进而通过心-血管中枢，兴奋迷走神经背核并抑制脊髓侧角，最后通过迷走神经和交感神经（传出神经）引起心、血管（效应器）的效应。

108. 鼻-心反射及其解剖学基础是什么？

鼻心反射由于鼻腔止血或鼻腔手术施行鼻内或后鼻孔填塞时导致的不同程度的肺及循环功能改变，如氧分压下降，二氧化碳分压升高，影响肺容量、气流量及肺泡内气体交换量，从而加重心血管系统负担，这种现象称为鼻心反射。鼻-心反射的径路始于鼻黏膜内感觉神经末梢，经三叉神经的上颌神经鼻支传入中枢，到达三叉神经感觉核，进一步联系心-血管中枢和呼吸中枢，最后通过迷走、交感神经、膈神经和肋间神经等传出冲动，引起效应。

109. 肺牵张反射及其解剖学基础是什么？

肺泡吸气膨胀时，引起吸气终止，肺泡呼气回缩后，重又引起吸气，分别称为肺膨胀反射和瘪缩反射，总称肺牵张反射或赫-白反射（Hering-Breuer reflex）。赫-白反射的感受器主要是支气管、细支气管和肺泡壁的牵张感受器。肺吸气膨胀时，刺激感受器，冲动沿迷走神经传入延髓，使吸气中枢抑制，通过其传出神经，支配呼吸肌的活动，使吸气终止。肺呼气瘪缩时，感受器所受刺激减弱，传入冲动减少，吸气中枢抑制解除，于是再次引起吸气。

110. 切皮疼痛反射的解剖学基础是什么？

在浅麻醉状态下切割皮肤和剥离骨膜时常可出现心率增快、血压升高和呼吸增快、加深等反应，即疼痛反射。这一反射的感受器是皮肤和骨膜中的痛感觉神经末梢；传入神经是相应部位的躯体神经；反射中枢包括脑干网状结构内的心-血管中枢、呼吸中枢和有关的核团；传出神经则有交感神经、迷走神经、肋间神经和膈神经等；效应器是心血管和呼吸肌。

111. 气管插管反射的解剖学基础是什么？

在浅麻醉时作气管插管操作可引起呼吸抑制或呛咳动作,称为气管插管反射。偶尔也可以出现心动过缓,甚至心搏骤停,即所谓的迷走-迷走反射。这一反射感受器位于咽、喉、气管尤其是气管隆嵴黏膜等处,传入神经为迷走神经。中枢为脑干网状结构的心血管中枢、呼吸中枢、迷走神经背核等部,传出神经为迷走神经、交感神经和脊神经等。效应器为喉、心血管、呼吸肌。

（张励才）